이것이 침향이다

이것이 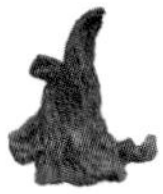 침향이다

내 몸을 살리는 침향의 놀라운 비밀

김영섭(백운당한의원 원장) 지음

沈香

중앙생활사

서문

신이 만든 영약(靈藥), 침향(沈香)

한의학을 공부하고 한의사의 길을 걸어온 지 어느새 50년이 훌쩍 넘었다. 그동안 환자들을 치료하기 위해 수많은 약재를 다루어 보았고 연구해 왔다. 우리나라의 산천에 자라는 나무와 풀과 꽃, 심지어 흙과 광물에 이르기까지 약이 되지 않는 것이 없음을 생각할 때 대자연의 신비에 늘 감탄하곤 한다.

그중에서도 침향(沈香)은 내가 아는 약재 중에서 최고로 꼽을 만큼 희귀하면서 탁월한 효능을 갖고 있다. 내가 침향의 뛰어난 효능을 알고 약재로 사용하게 된 지 40년도 훨씬 지났다.

몇 년 전부터 침향의 다양한 상용화가 이루어지고 있지만 그 당시에만 해도 침향은 대부분의 사람에게 생소한 약재였다.《본초강목》을 비롯한 여러 한의서에 실려 있긴 하지만 중국과 우리나라에서는 생산되지 않았기 때문에 실제로 접해본 사람 자체가 드물었다.

다행히도 나는 40여 년 전, 익히 알고는 있었지만 쉽게 접하기가 어려웠던 그때 싱가포르에서 수년간 살았던 덕분에 동남아 일대에서 생산되는 약재들을 거의 모두 접해 볼 수 있었다. 그때 침향을 수소문 끝에 구해볼 수는 있었지만 가격이 고가인 데다가 구입 과정이 만만치 않아 처방에 당장 응용할 수가 없었다.

물론 구하려고 마음만 먹으면 국내에서도 구할 수는 있었지만, 침향을 많이 보유하고 있다는 일본에서조차 진품보다 가짜가 많음을 생각할 때 그 진위를 확신할 수가 없었다.

그런데 '뜻이 있는 곳에 길이 있다'고 했던가. 오랜 시간이 흐른 후에야 싱가포르에서 알게 된 지인 덕분에 중국에서 진품 침향을 접할 수 있었다. 물론 애초에 쉬울 거라는 생각을 하지는 않았지만, 국내에서는 도저히 만날 수가 없으니 어쩔 수 없이 중국에까지 가지 않을 수가 없었다.

그 지인은 중국 쪽에서도 침향을 수집하는 한편, 유통을 위해서 한국시장에 관심을 많이 가지고 있었다. 물론 그쪽에서는 일단 한국의 종교계 쪽에 초점을 두고 시장을 개척하려고 하던 찰나에 한의사인 나를 만나게 된 것이다. 당초에는 약재로써의 공급보다도 불교의 사찰이나 가톨릭 신부님들을 대상으로 종교의례용 선향(線香)시장에 주력하는 한편 진품 침향 콜렉터들을 겨냥했던 것이다.

물론 중국에서 만난 침향 역시도 현지에서 생산된 것이 아니며, 베트남 지역에서 공수하여 가공을 하는 정도라고 밝혔으나, 그 외 생산지와 생산자, 그리고 유통경로는 철저하게 보안에 붙여졌으며, 진품 침향 역시 은행 금고에 보관하고 있는 상황이었다.

아무래도 정치적 체제가 다른 만큼 제약이 많은 중국이라는 점 때문에 모든 것이 조심스럽기만 했다. 하지만 싱가포르 체류시절 보았던 것과 이후에는 문헌으로만 만나볼 수밖에 없었던 진품 침향을 만난다는 설렘은 나를 흥분시키기에 충분했다. 아마 그것은 그때까지 나의 모교 한의과대학에서 보유하고 있던 샘플 역시 진품이 아니라는 사실을 알고 있었고, 어쩌면 현대에 와서는 우리나라 최초로 침향을 실제 처방약으로 사용하는 한의사가 된다고 생각하였기 때문이었을 것이다.

실제로 당시만 해도 그다지 거래가 되지 않았지만 거래가 된다고 해도, 가침향(假沈香)이니 진침향(眞沈香)이니 해서 노골적으로 가짜와 모조품이 돌아다닌 것이 사실이었다. 그럼에도 적지 않은 가격의 침향을 구입하게 된 것도 그만큼 침향에 대한 관심과 열정 때문이 아니었을까 싶다.

어찌되었든 간에 그 덕분에 중국 내 침향 가공(발췌)환경을 전부 직접 접해볼 수도 있었다. 그 당시 중국 공안 당국의 엄중한 보호 아래 철저하게 관리되고 있는 침향을 처음 보았을 때 숙연한 마음과 함께 시쳇말로 '그래, 이거야!' 하는 탄성이 나도 모르게 나왔다.

침향은 난치병으로 분류되는 신장 질환을 치료하는 데에도 매우 탁월한 약재이다. 신장 질환은 치료약도 없고 쉽게 고쳐지지도 않아 5년에서 10년, 길게는 20년씩 고생하는 경우가 많지만 침향과 함께 오미자, 토사자, 구기자, 공사인, 나복자, 복분자, 정력자 등 12가지 씨앗을 쓰면 신장병 치료에 탁월하다.

물론 정밀한 배합이 필요하며, 수치법(修治法)을 제대로 활용해야 치료 효율화는 물론 부작용을 막을 수 있다. 이때 침향은 효능이 뛰어난 진품을 써야만 한다. 베트남 침향이 가장 우수한 품질인 까닭에 지금까지 나는 베트남 침향을 고집하면서 베트남에까지 가서 최고 품질의 침향을 구해 사용하고 있다.

침향을 조사하고 연구하면서 나는 침향을 한 가지의 단순한 약재로만 보지 않았다. 자료를 찾아갈수록 그것에는 의학과 철학이 있고, 사상이 있고 역사가 있고 문화가 함께 들어 있었다.

침향은 철저하게 자연물이다. 각각이 고유의 형태를 갖추고 있으면서도 자태가 아름다워서 신이 만든 자연 조각품이라는 표현이 전혀 과하지 않을 만큼 보는 사람들의 눈을 충분히 매료시킬 만하다. 그야말로 침향은 신이 주신 영약(靈藥)이라고 할 만하다.

침향에 대한 아름답고 신비한 이야기를 사람들과 공유해 보고자《이것이 침향이다》를 출간한 게 21년 전인 1999년이었다. 내가 침향을 약재로 쓰면서 연구하던 40여 년 전에만 해도 침향은 국내에서 거의 생소한 약재였다. 그런데 최근 들어서 침향 성분을 넣은 다양한 건강식품들이 나오고 있는 걸 보니까 감회가 남다르다.

침향에 관한 관심이 커지면서 이 책을 찾는 사람들이 많아져서 21년 만에 내용을 보강한 최신 증보판을 내게 되었다. 이 책이 침향을 알고자 하는 많은 사람에게 도움이 되었으면 하는 간절한 바람이다.

김영섭

차례

1장 신비한 약재, 침향의 생성과 효능

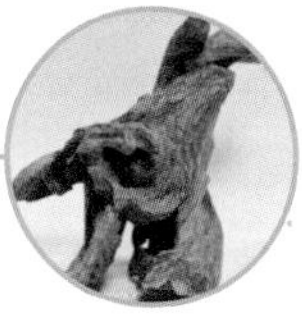

2장 역사 속 침향과 침향의 대중화

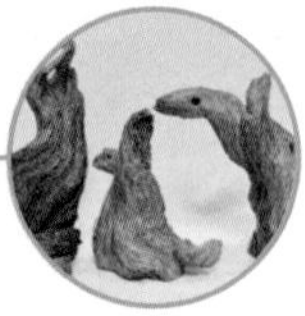

1장

신비한 약재,
침향의 생성과 효능

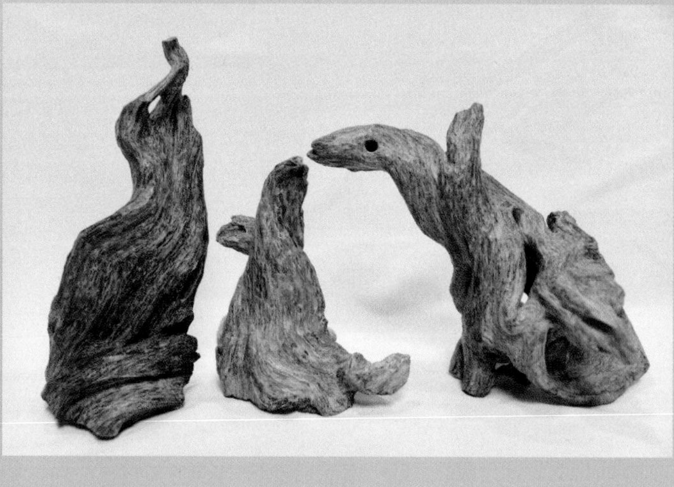

인간에게 향(香)은 무엇인가

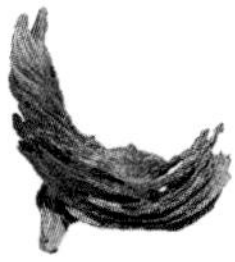

인간이 향료를 이용하기 시작한 역사는 기원전으로 거슬러 올라간다. 지구상의 모든 물질에는 그 나름대로 향이 다 있다. 사람은 약 6백만 개에서 1천만 개 정도의 후각신경을 가지고 있으며 통상적으로 약 4천여 가지의 냄새를 맡을 수 있는데, 훈련될 경우 약 1만 가지의 냄새까지도 구별할 수 있다고 한다.

이 후각 기능이 자연 속에서 생활할 때는 매우 발달해 있었지만 인간의 환경이 도시화되면서 기능이 많이 퇴화하였다. 하지만 지금도 사냥을 주업으로 하는 시베리아의 사냥꾼들은 후각 기능이 뛰어나서 칠흑 같은 어둠 속에서도 냄새를 통해 나무와 부딪치지 않고 다닌다고 한다.

향에 대한 인간의 욕망은 역사가 매우 깊고 다양한 형태로 나타나고 있다. 고대의 가장 대표적인 향료로는 유향, 침향과 몰약을 꼽을 수 있는데 오늘날까지 그 명맥이 유지되고 있다. 일반적으로 가장 오래전에 향료가 이용된 경우는 기원전 이집트의 미라에서 찾아볼 수 있다.

인간의 욕망은 끝이 없어 사체를 잘 유지 보관하면 언젠가 환생하리라는 생각을 하게 되었고, 사체 보존의 한 방편으로 방부제인 향유(香油)를 사용하였다. 또한 고대 인도에서는 신전에 침향과 백단향 등의 향을 피웠는데, 이것은 신에게 제사 지낼 때 향을 이용하여 몸과 마음을 정결하게 하려는 뜻에서였다.

그 외에도 여러 분야에서 사용되었는데 옛날 중국이나 유럽에서도 침실에 향을 피웠으며 심지어 방사(房事)를 치를 때도 향을 피워 놓았다고 한다. 특히 침향은 21세기에도 최고급 향수의 품질을 결정짓는 중요한 재료로 쓰이고 있을 뿐만 아니라, 중동의 왕족들이 침향을 최대 소비할 정도로 세계적인 부호들이 가장 선호하는 사치품이자 수집품이다.

이렇듯 우리는 알게 모르게 눈에 보이지는 않지만 언제나 여러 가지 향기 속에서 살아가고 있다. 물론 그 향기는 사람들에게 이로운 것이 있는가 하면 사람들을 괴롭히고 불편하게 하는 것도 있다.

무엇보다도 향기는 실체가 없다. 그러나 인간에게 조물주가 뛰어난 후각을 준 덕분에 눈에 보이지 않는 냄새를 느끼고 맡을 수 있다. 태초에 우주가 생성되면서 자연계의 모든 것은 자신의 향기를 가지고 태어났다.

향(香)이라고 하면 일반적으로 냄새를 총칭하는 말이기도 하면서 이제는 단순히 냄새의 범주에서 벗어나 생활의 모든 것인 동시에 인류의 역사와 함께 해왔다. 그러면서 향은 그 자체의 의미보다는 세상의 모든 유형무형의 것들과 어울리면서 그 의미를 더욱 짙게 하고 있다.

다시 말해 향은 사람에게 있어 의식주인 동시에 생활 자체이며, 의례가 되며, 건강을 관장하는가 하면, 사상과 철학이 될 뿐만 아니라 종교와 문화가 되는 것이다. 인간에게 있어 어느 한순간도 향과 결부되지 않는 부분이 없다고 말할 수 있다. 물론 좋거나 나쁜 경우를 모두 통틀어 하는 말이며, 물질만이 아니고 무형의 시간과 정신에도 이 향은 존재한다.

사람은 누구나 추억을 가지고 살아간다. 어느 때 지나간 시절들을 가만히 되짚어 보면 실로 많은 일이 자신의 주위에서 일어났고, 그런 일들이 시간이 흐른 후에는 추억이라는 방에 모두 모이게 된다. 지나간 모든 일을 통틀어 추억이라고는 하지만 하나하나 꺼내어 보면 모두 다른 향을 가지고 있음을 알게 된다. 또 그 향들은 나름대로 색과 기억을 가지게 한다.

사랑하는 사람에게는 사랑의 향기가 있다. 그 향기는 언제 맡아보아도 기분이 좋고 사람을 행복하게 하는 힘이 있다. 가슴에 아련히 떠오르는 첫사랑의 향은 아직도 그 실체를 잡을 수 없이 아찔한 현기증처럼 자리하고 있으며, 그 향은 우리에게 행복한 기억을 불러일으키곤 한다. 그래서 항상 사랑하는 사람을 생각하면 향기로운 꽃이 연상되는 것이다. 그러므로 사랑은 꽃에 비유가 되고, 사랑을 하는 사람들의 얼굴은 언제나 아름답고 행복해 보이는 것이다.

무엇보다도 사람들은 자신의 어머니 체취를 영원히 잊지 못한다고 한다. 유아기에 맡았던 어머니의 향기는 죽을 때까지 가슴속에 남아 있기 때문이다.

어린 시절 먹었던 음식들을 대할 때도 그 맛에 대한 기억보다는 그 향에 대한 기억을 더듬는 것이라고 해야 옳을 것이다. 이런 추억들과 함께 향은 우리의 일상사와 정신세계를 동시에 표현하고 있다고 해도 과언이 아니다.

산업혁명이 일어나고 현대화가 되면서 서양의학이 정점에 이르고 한계에 부딪히게 되자 인간은 고도의 정신적인 가치를 추구하게 되었다. 그러면서 동양의학과 대체의학에 관한 관심이 커졌다.

또한 향기요법(Aromatherapy)이라는 신조어와 함께 다양한 향에 관한 연구가 대체의학이란 이름으로 이루어졌다. 향기가 인간의 정서와 질환에 미치는 연구가 실효를 거두면서 실제로 환자들에게 적용하여 치료 효과를 보고 있다. 또 향 관련 제품 개발에 가속도가 붙는 계기가 되었다.

향기요법은 향을 가진 방향성 식물과 약재의 진액이나 냄새로 질병을 치료하는 자연요법으로서, 주로 꽃향기와 함께 예외 없이 백단향과 침향 등의 한약재 향이 쓰인다. 질환 부위에 대한 직접적인 치료보다는 향기를 통하여 잠재된 의식을 깨움으로써 치료 효과를 얻게 된다.

그 때문에 정신적인 원인으로 발병한 경우 각종 향을 이용한 치료 방법이 좋은 효과를 얻을 수 있다고 하겠다. 선방에서 참선할 때 향을 피워 놓는 것도 세속의 잡냄새를 잠재움으로써 번뇌와 잡념에서 벗어날 수 있기 때문일 것이다.

이처럼 향은 종교와도 밀접한 관련이 있다. 종교 활동의 하나로 또는 청정심을 가지기 위한 수행의 방법으로, 그리고 제례에 올리기 위해 향을 사용해 왔다.

종교에서는 왜 향이 필수적이었을까?

영생불멸을 믿은 고대 이집트인들은 미라를 만들 때 방부 효과로 향유를 사용하였다. 그때의 향은 인간의 생사를 연결하는 하나의 수단으로 작용한 동시에 향이 인간의 몸과 마음을 깨끗하게 정화해줄 거라는 기대가 있었다.

인도의 고대 신화에는 '간다르바(乾達婆)'라는 음악의 신이 나오는데, 범어로 'Gandharva'는 식향(食香), 심향(尋香), 심향행(尋香行), 향신(香神), 후향(嗅香), 향음(香陰) 등의 뜻을 갖는다. 술·고기를 먹지 않으며, 다만 향을 찾아다닐 뿐이므로 심향(尋香)이라고도 한다.

그들은 생업에 종사하지 않고, 음식에만 관심을 두고 음악을 연주하면서 걸식을 하였다고 한다. 한국어의 '건달'도 이 말에서 왔을 것으로 추측하고 있다. 훌륭한 의사이기도 한 간다르바는 향기만 먹기 때문에 몸에서는 향기가 진동했다고 한다.

성경에서도 향에 관한 이야기가 곳곳에 나오지만, 좌선(坐禪)을 중시

하는 불교는 특히 향과 관계가 깊다. 불전(佛殿)에 올리는 공양 중에 향(香) 공양이 으뜸이라는 말도 있다. 이렇듯 향은 종교뿐 아니라 뒤에서 다시 설명하겠지만 약효로서의 효능은 물론 인간사의 모든 영역에 걸쳐서 많은 영향을 미쳤다.

제향(諸香)의 왕, 침향(沈香)

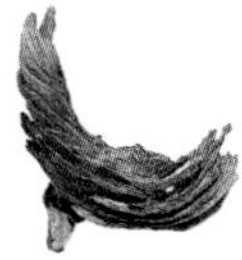

침향 역시 향의 일종이다. '제향(諸香)의 왕'이라고 불리는 침향은 뛰어난 예술성과 탁월한 약효를 지니고 있으면서 전 세계적으로 분포가 한정되어 있으므로 옛날부터 고가로 거래되었다.

워낙 희소성이 있어서 이름조차 들어보지 못한 사람들도 많다. 우리나라의 경우 구중궁궐에서 임금님만 사용하였으며 중국이나 일본도 일부 특권층에게서만 사용할 수 있었다. 워낙 귀하다 보니 간혹 나라에 공을 세운 몇몇 사람에게만 침향을 하사하였다.

도대체 침향이 뭐기에 제향의 왕이라는 최고 찬사를 듣는 걸까. 침향에 대해 많이 안다고 자처하는 사람들에게 침향이 도대체 왜 좋은 거냐고 묻는다면 선뜻 대답하기가 쉽지 않을 것이다. 그리고 보았다 하더라도 실제로 진짜 침향을 봤는지조차 확언할 수 없다. 진품 침향 자체가 워낙 희소하기 때문이다.

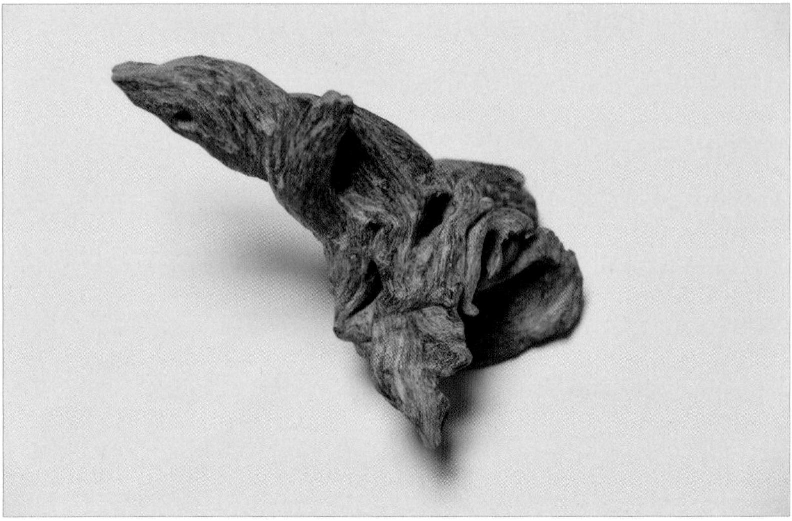

자연 상태에서 분리한 침향 괴

침향(沈香)을 한자 그대로 해석하면, 물에 가라앉는 향이 나는 나무 정도로 얘기할 수 있다. 지구상에 있는 대부분 나무는 비중 때문에 물에 뜨지만 가라앉는 종류도 약 20여 종이나 있다. 그렇다고 그 나무들을 다 침향이라고 부르는 것은 아니다.

따라서 우선 한의학 관련 서적에 기술된 내용을 바탕으로 침향이 무엇인지 알아보고, 그런 후에 침향에 관한 이야기를 풀어나가는 것이 순서가 될 것 같다.

침향이라는 말의 한자는 '가라앉을 침(沈)'에 '향기 향(香)'이다. 말 그대로 '향기가 가라앉는다' 또는 '물속에 잠긴 향'이란 뜻이다. 이것은 바로 비중(比重, specific gravity)을 말하는 것인데 침향은 비중이 높으므로 물속에 가라앉는다.

나무를 벌채하여 땅속에 묻어서 수지가 없는 부분을 썩게 한 다음 수지가 많이 들어 있는 부분만을 얻거나 나무의 상처에서 흘러나온 수지를 수집하여 침향을 만든다. 흑갈색을 띠며 수지를 함유하고 많은 평행 섬유질로 되어 있으며 불 속에 넣으면 특유의 향기를 내면서 탄다.

침향은 의복이나 물건에 향기가 스며들게 하고 또 이것을 태우면 향기를 낸다. 옛날부터 가장 귀한 향 중에 하나로 애용되었다.

침향나무(침향목, 침향수)는 서향과(瑞香科)에 속하는 상록성 교목으로, 높이는 20m 이상이고 지름은 2m 이상 자란다. 잎은 어긋나고 두꺼우며 긴 타원 모양으로 길이는 5~7cm이다. 끝이 꼬리처럼 길며 가장자리가 밋밋하다. 꽃은 흰색으로 피고 잎겨드랑이와 가지 끝에 산형꽃차례를 이루며 달린다.

침향나무는 원래 단단하지도 않고 나이테도 없는 가벼운 나무 종류인 아열대성 교목으로 수명이 천 년이나 된다. 그렇게 긴 세월을 살 수 있는 데에는 침향나무의 독특한 자기방어수단이 중요한 역할을 해주는 덕분이기도 하다.

해충이나 바이러스 또는 물리적인 위력 등으로 나무에 손상이 생기면 끈끈한 진액을 분비하는데, 진액은 상처 부위에 치유 작용을 하는 동시에 딱딱하게 굳어지면서 해당 부위를 감싸게 된다. 상처 부위는 그렇게 단단한 보호막이 생기기 때문에 다른 어떤 부위보다도 안전해진다. 그렇게 외부의 손상으로부터 자기를 지켜내고 치유하려는 안

간힘이 바로 침향의 수명을 천 년이나 살게 하는 놀라운 생명력이다.

그리고 딱딱하게 굳어진 수지 부분은 열기를 가했을 때 세상 어느 향과도 비교할 수 없는 향을 내는가 하면, 약재로 사용했을 때엔 탁월한 약리작용을 갖는다. 이러한 침향의 탁월한 향, 약리작용, 효능 등의 우월성은 세계 어느 나무에서도 발견되지 않은 희소한 가치이다.

침향의 화피는 종 모양이고 끝이 깊게 갈라지며 안쪽에 털이 빽빽이 있다. 수술은 10개이고, 암술은 1개이며 암술머리가 2개로 갈라진다.

열매는 거꾸로 세운 편평한 바소꼴이고 길이가 5cm 정도이며 2개로 갈라진다. 또 달걀이 거꾸로 된 모양이고 목질이다. 개화기는 3~4월이고 결실기는 5~6월이다. 엄밀히 말해 약이 되는 것은 이 나무 속에서 생성된 수지 부분이다.

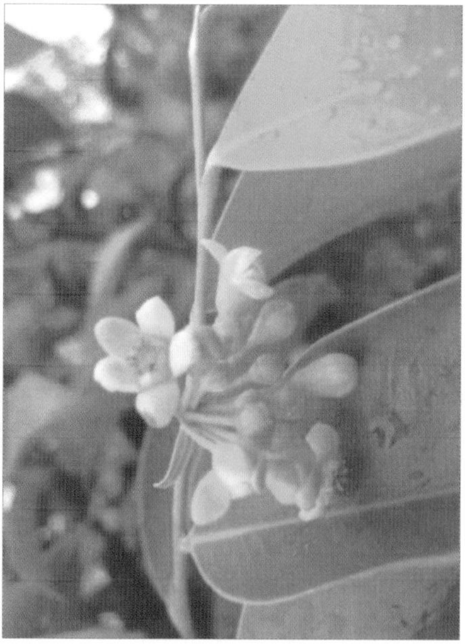
침향나무의 꽃

나무에 병해충, 비바람, 짐승의 공격 등의 이유로 상처가 생기고 나무 스스로 그 상처를 치유하기 위하여 또는 상처가 생기는 것을 방어하기 위해서 끈적끈적한 진액(津液)을 분비한다. 그 물질이 오랜 세월에 걸쳐 굳어지면서 딱딱하고 견고한 수지 덩어

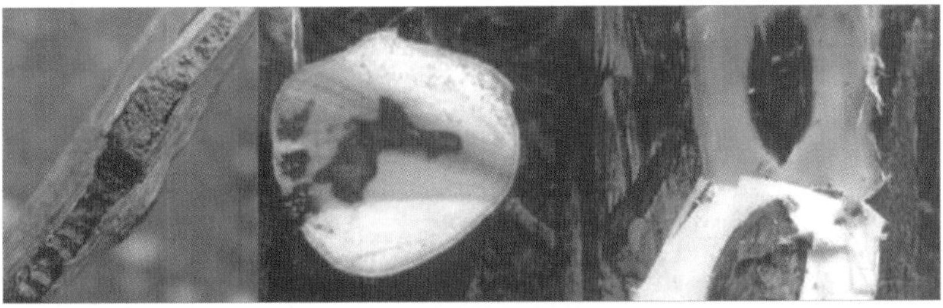

침향나무 속에 침향이 응결된 모습

리가 된다. 이 수지 부분이 바로 약재로 쓰이는 침향이다.

침향의 쓰임새

1 먹는 약으로서의 침향

이 경우 침향의 수지 함량이 높아야 함은 물론 고순도의 수지라야 한다.

2 편(片) 및 분말 형태의 침향

주로 옛날이야기에 등장하는데 방향(芳香), 방충(防蟲), 항균(抗菌), 방풍(防風) 등의 용도로써 침상에 깔거나 외용약 또는 장례를 치를 때 시신 처리 등에 사용하였다.

3 선향(線香)으로서의 침향

불을 붙여 향을 사르기 위함인데 주로 종교의식에 사용하였으며 치료 목적으로도 사용하였다. 사랑을 나눌 때 침실용으로도 사용하였다. 침향을 편(片)으로 잘라 직접 태우기도 하고, 가늘고 길게 만든다고 해서 선향(線香)이라는 이름이 붙었다.

우리나라에서 가끔 발견되는 '매향(埋香)'을 침향이라고 부르기도 하는데, 매향은 각종 조각품을 만들거나 태워서 향을 내는 용도로만 쓸 수 있다.

침향의 약재 형태는 목재 중 수지가 들어 있는 부분으로, 태웠을 때 향기가 짙고 은은하다. - 실제로는 원약재(元藥材)에서는 향기를 느끼기가 쉽지 않고 태워보면 향기가 난다. - 모양은 곤봉상(棍棒狀) 또는 편형(扁形)이며 길이는 평균 7~30cm, 지름은 1.5~10cm 정도이지만 간혹 1m 이상의 진품도 있다.

표면은 거칠고 칼로 베면 그 자국에서 갈색 혹은 흑갈색으로 황색의 분리가 교차하며 약간의 광택이 있다. 부러뜨리면 날카로운 가시들이 생긴다. 질은 견실(堅實)하고 단단하며 물에 담갔을 때 가라앉기 때문에 침향이라고 한다.

맛이 순하고 가루가 코에 들어가면 몹시 맵고 태우면 매우 향기롭다. 침향의 재질은 단단하며 무겁고 흑갈색으로 수지가 많고 목질이 적을수록 좋다. 태울 때 불 속에서 기름이 자글자글 끓으면서 검은 연기를

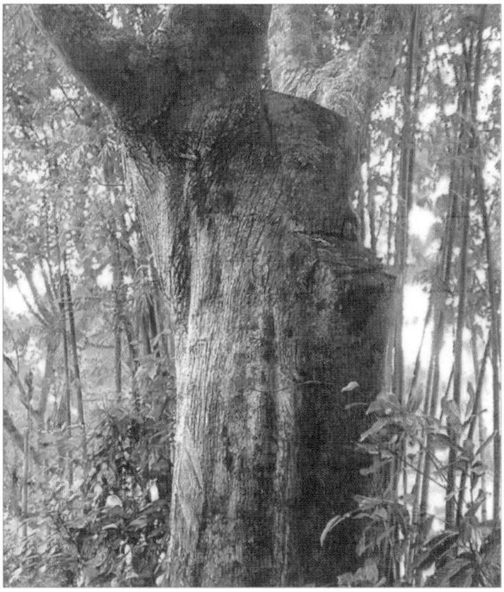
아열대성 교목인 침향나무의 실제 모습

내고 맹렬히 타면서 침향 고유의 향을 내야만 진품이다.

침향나무는 본래 가벼운 목재이다. 그러나 수지, 즉 기름 성분의 함유 정도에 따라서 물에 완전히 가라앉거나 물속에 뜬 상태이거나 물위에 뜨는 성질을 갖는다. 수지 함량이 25% 이상이면 어떤 형태의 침향도 물에 가라앉는다. 침향 덩어리는 매우 단단해서 칼로 자를 수가 없을 정도이다.

흔히 침향은 약용으로, 향으로, 그리고 장식용이나 몸에 지니는 장신구 등으로 상용하였다. 자연의 산물이지만 극히 일부 지역에서만 생산되는 희소성으로 인하여 일반인들은 구경조차 쉽지 않았다. 과거나 현재나 침향은 그런 희소성 때문에 옛날부터 금과 은 등의 귀금속과 함께 취급되었으며, 황제나 임금 외에 몇몇 상류계급에서만 사용할 수 있었다.

침향에 대한 각종 고문서와 여러 기록을 찾아보면 재미있는 부분을 발견할 수 있다. 즉, 중국과 우리나라의 여러 고기록(古記錄) 중에서 왕조사(王朝史) 부분에서는 침향에 대한 기록이 상당수 눈에 띄지만, 그밖에 성현들의 저서나 기록 등에서는 전혀 찾아볼 수가 없다. 이것은 침향이 국왕이나 고관들을 위하여 쓰였다는 것을 증명하는 것이다. 이처럼 아무리 위대한 성현이라 할지라도 침향은 함부로 대할 수 없었다.

성경에 등장하는 침향에 관한 기록 역시 예수님의 부활과 관계가 있을 만큼 소중한 약재였음을 알 수 있다. 불경에서도 마찬가지의 가치를 인정하고 있다.

침향의 특징 중에서도 더욱 침향의 가치를 높이는 건 침향의 괴(塊, 덩어리)는 일정한 형태가 없다는 것이다. 자연 상태의 침향나무에서 목질 부분을 제거하고 추출하기 때문에 이것은 자연 형태를 그대로 유지한다. 예술적이면서도 기묘한 괴는 침향마다 모양이 다르며 그 자체만으로도 희소성을 갖게 된다.

침향은 전 세계적으로 귀하게 얻어지는 만큼 값이 매우 비싸다. 현재 유통되는 침향의 최소 거래 단위는 황금이나 보석처럼 1g 이하 단위이다. 옛날에도 침향을 산삼이나 황금과 같이 취급하였다는 기록들이 여러 곳에서 발견되고 있다.

침향의 효능이나 성분 등에 관해선 이미 오래전부터 여러 역사적인

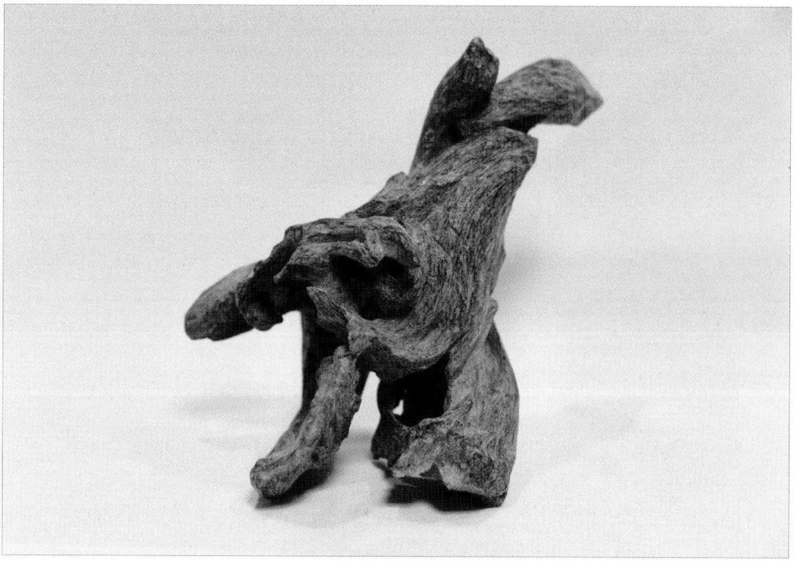

자연 상태의 침향 괴

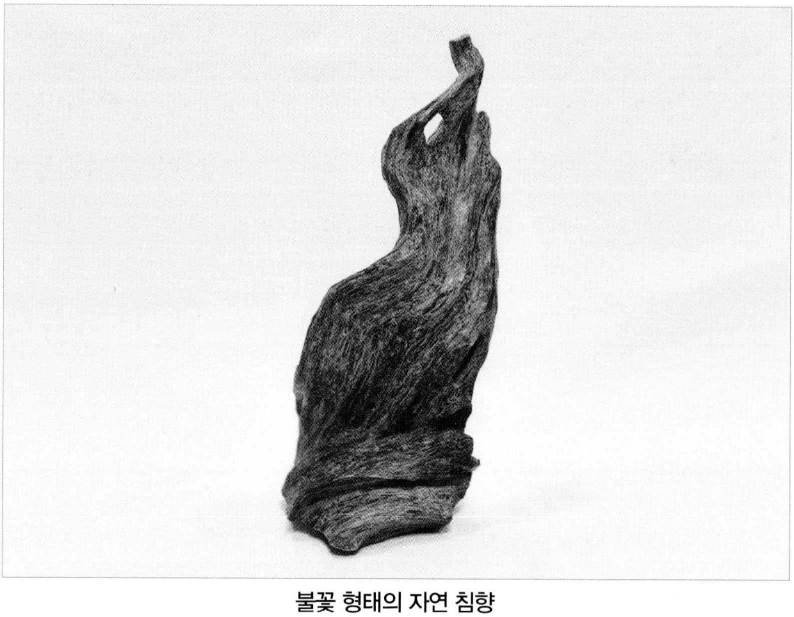

불꽃 형태의 자연 침향

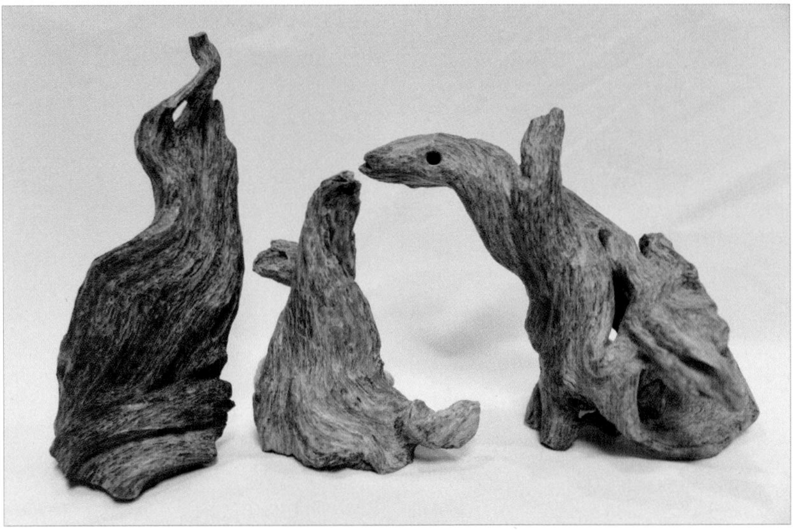

자연적인 형상으로의 침향

기록을 통하여 언급되었다. 물론 앞으로도 더 연구하고 임상시험을 통하여 새로운 사실들을 밝혀내게 되겠지만 그 또한 쉬운 일이 아니다. 재료 자체가 매우 고가품일 뿐 아니라 진품으로 일정한 등급의 침향을 지속해서 공급받기가 쉽지 않기 때문이다.

침향의 생성과 생산지

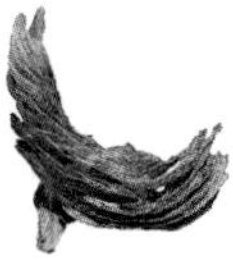

침향목은 아열대성 및 열대성 식물로 우리나라에서는 전혀 생산되지 않는다. 특히 침향은 수십 년에서 수백 년에 걸쳐 생성된다. 그 때문에 재배를 한다고 해도 10~20년 정도 된 나무는 수지의 함량이 낮아 약재로서 효용 가치가 없다. 그뿐만 아니라 단기간에 수확할 수 없으므로 공급이 수요를 따르지 못하여 점점 고가에 거래되고 있다.

침향의 생성 과정은 보통 4가지로 구분한다. 같은 나무 속이라도 생성 원인에 따라 침향의 품질을 결정하는 등급의 기준이 되기도 하므로 생성 구분이 매우 까다롭게 이루어진다.

침향의 생성 구분

① 숙결(熟結)

침향나무 내부에서 자연적으로 수지가 형성되어 내부에서 응결된 것을 말하는데 굳이 등급을 매긴다면 가장 상품으로 인정한다.

② 탈락(脫落)

침향나무가 말라 죽고 난 뒤 나무 내부에서 수지가 발생하여 응결된 것을 말한다. 숙결 다음의 등급이지만 숙결과 함께 상품으로 치며 약의 기운이 매우 온화하다.

③ 생결(生結)

침향나무에 사람들이 일부러 상처를 만들어 나무가 이 상처를 치유하기 위하여 수지를 분출시켜 응결되도록 한 것이다. 인위적인 방법으로 생성시킨 것이라 탈락 다음 등급으로 취급한다.

④ 충루(蟲漏)

말 그대로 곤충에 의해 나무가 상처가 생기고 나무 스스로 치유를 위하여 수지를 내어 응결된 것을 말한다. 생결 다음 등급으로 치지만 생결과 마찬가지로 약의 기운이 세고 맵다.

일반적으로 외부의 충격이나 내부의 상처 때문에 침향의 수지가 생성되는 것만이 아니고 자연적으로도 수지가 생성되어 침향 덩어리를 만드는 것이므로 침향이 생성되기까지 얼마나 오랜 시간이 필요한지 미루어 짐작할 수 있다.

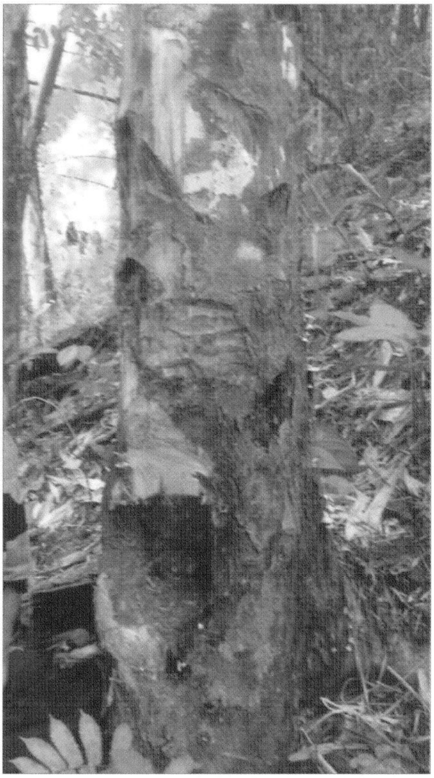

침향나무에 인위적으로 상처를 낸 모습

숙결, 탈락, 생결, 충루의 분류 방법에 대해서는 약전이나 문헌 등에서 이견을 보이는 만큼 절대적이라고 할 수는 없다. 그러나 불을 붙여 연소시켜 보면 약의 기(氣)가 온화한 숙결과 탈락이 약의 기가 맵고 강한 생결과 충루보다 향기나 약효에 있어 더 좋다는 의견에는 일치하고 있으므로 상, 하의 구분을 두는 것이다.

4가지 방법에 따라 침향이 생성되었다 하더라도 수지의 함량은 침향의 품질을 결정짓는 중요한 요소가 되기 때문에 물속에서의 침수 여부도 충분히 고려하여야 한다.

중국 남송시대의 채조(蔡絛)가 쓴 고서《철위산총담(鐵圍山叢談)》에 보면 침향에 대해 이렇게 적고 있다.

향목(香木)은 처음에는 한 종류였다. 고맥(膏脈)이 관일(貫溢)하면 침실이 맺히고 이것이 침수향이 된다.

침수향에는 네 종류가 있는데 숙결(熟結)이라는 것은 나무 속에서 저절로 생겨난 것이고, 탈락(脫落)이라는 것은 나무가 썩어서 생긴 것이며, 생결(生結)이라는 것은 사람이 도끼나 칼 따위로 상처를 내어 고맥(膏脈)을 모은 것이다. 충루(蟲漏)라는 것은 벌레가 상처를 내고 고맥을 모은 것이다. 등급으로는 자연적으로 생긴 숙결과 탈락이 상품(上品)이며 그 기는 화(和)하다. 생결과 충루의 기는 열(烈)하고 이것들은 하품(下品)이다.

침수향은 이 외에도 향이 대체로 형성된 것과 그렇지 못한 것, 그리고 물속에서 뜨는 롱수침(弄水沈), 물 위에서 뜨는 롱수향(弄水香)이 있는데 번어(蕃語)로 파채(婆菜)라고 한다. 향이 대체로 형성된 것은 비교적 충실하고 흑색이며, 그렇지 않은 것은 충실하지 못하고 갈색이기 때문에 어떤 이들은 이것을 자고반(鷓鴣班)이라고 한다.

파채 중에서는 수반두(水盤頭)라는 이름이 있으며 수반두의 굵은 열매는 침수향과 비슷하다. 단 채벌(採伐)된 향목의 근반에는 반드시 고맥(膏脈)이 용일(湧溢)하기 때문에 맺어지는 것이다. 그러나 자주 비에 젖으면 기가 성열(腥烈)해진다. 그 때문에 파채 중의 소반두(小盤頭)는 하품(下品)이 되는 것이다.

또한 향기는 있지만 그다지 응실(凝實)하지 않은 것을 잔향(棧香)이라고 한다. 침향(沈香), 파채(婆菜), 잔향(棧香) 이 세 가지는 한 군데서 나왔지만, 그 질에도 좋고 나쁨이 있다.

이 세 종류 중 베트남 산(産)은 진뇌 산에 미치지 못하고, 진뇌 산은 중국 하이난 산(産)에 미치지 못한다. 그리고 이것들은 모두 만안군(万安軍)과 길양군(吉陽軍) 사이에 있는 여모산(黎母山, 중국의 리무산) 산(産)에 미치지 못한다. 이것은 천하의 절품으로써 이보다 좋은 것은 없다.

이처럼 침향은 생성 과정과 수지 함량, 그리고 향과 생산지에 따라 등급을 나눈다는 것을 알 수 있다. 앞에서도 말했듯이 침향은 우리나라에서는 생산되지 않는다. 이미 침향에 대하여 상당한 관심이 있는 일본에서조차도 침향은 생산되지 않아 전량을 외국의 수입에 의존하고 있다.

일본에서 침향이 알려진 최초의 기록은《일본 서기》에 나오는 '스이코 천황(推古天皇, 554~628년 4월 15일)' 기사이다. 서기 595년인 스이코 천황 3년 4월에 '침수(沈水), 담로도(淡路島, 지금의 아와지 섬)에 표착'했다는 기록이 있는데,《일본 서기》 외에《수경(水鏡)》에도 언급되고 있으며《성덕태자전력(聖德太子典曆)》에는 다음과 같이 기록되고 있다.

어느 날 일본의 해안가에 길이가 2m 50cm 정도 되는 향나무가 떠내려왔다. 섬사람들이 그냥 일반 표시목으로 알고 화덕에 던져 태웠는데 이 나무에서 매우 좋은 향기와 연기가 나오기 시작하자 깜짝 놀라 이 나무판을 왕에게 바쳤다고 한다.

그때 나무판을 본 사람이 성덕태자였는데 성덕태자는 지식이 많고 불교의 보급에 힘을 많이 쓴 사람이기 때문에 이 나무가 침향이라는 걸 알았다.

일본의 침향 수입에 관한 이야기는 막부시대 도쿠가와 이에야스(德川家康)의 경우가 대표적이다. 도쿠가와 이에야스는 경장(慶長) 11년에 베트남의 중남부에 있던 참파 왕국의 왕을 비롯하여 여러 나라에 가라(伽羅), 즉 침향의 최상품인 가남향(伽楠香)을 구하기 위해 '중품(中品)과 하품(下品)의 침향은 일본에 많이 들어오지만 상품(上品)은 없으므로 귀 나라에서 가라(가남향)를 구하고 싶다'는 내용의 편지를 보냈다. 캄보디아와 시암 왕국(지금의 태국)에도 똑같은 편지를 보낸 것으로 전하고 있다.

이것으로 미루어볼 때 일본에서는 침향이 생산되지 않았으며 주로 베트남, 인도, 말레이시아, 태국, 캄보디아, 인도네시아와 중국 남부 등이 주산지로 꼽혔는데, 지금은 그마저도 줄어들었으며 중국에서도 이제는 생산이 거의 끊긴 상황이다. 뒤늦게 침향의 효능을 알게 된 베트남 정부에서 이것을 금수(禁輸) 품목으로 지정하였기 때문에 더욱 구하기 어려워졌다.

동남아의 여러 국가는 오랫동안 영국과 프랑스 등 유럽 국가의 식민지체제 아래에 있었다. 프랑스가 향수 종주국이 된 데에는 프랑스 귀족들의 잘 씻지 않는 문화가 가장 큰 영향을 미쳤을 것이다. 심지어 목욕하는 행위를 죄악시하는 사람들도 적지 않았다.

따라서 베르사유 궁전에는 화장실만큼이나 욕조를 찾아보기 힘들었다. 화려하고 요란한 의상을 입었지만, 귀족들이 지나갈 때면 냄새가 진동했다고 한다. 그래서 냄새를 감소시켜 줄 향기가 절실했을 것이다. 사치스러운 것을 좋아했지만 씻는 것을 싫어했던 루이 14세의 향수 사랑은 특히 유별났다고 한다.

프랑스가 자신들이 오랫동안 지배했던 동남아의 식민지에서 침향을 본 순간 그 향에 매료되었음은 말할 나위가 없다. 침향이 향으로서 우월하다는 사실은 옛날이나 지금이나 변함없이 인정받고 있다. 아무리 과학이 뛰어나더라도 침향의 향은 감히 흉내낼 수 없을 만큼 독특하고 우수한 것이다.

그 때문에 식민시기에 동남아에서 수탈당한 침향의 양은 엄청날 것으로 생각한다. 세계적으로 유명한 향수 중 하나인 프랑스의 '샤넬 No. 5'에도 침향이 배합된다. 침향이 가진 향의 우수성을 일찍이 알아보고 세계 최고의 향수를 만들어낸 프랑스가 향수 종주국이 된 것은 침향 덕분이었는지도 모른다.

우리나라에도 이미 삼국시대 이전에 침향이 유입된 것으로 추정되고 있다. 그러나 해상 무역을 통하여 극히 적은 양이 유통되었기 때문에 대부분을 궁중에서 소모하였다. 그조차도 충분한 양은 아니었을 것이다.

《중약대사전(中藥大辭典)》에는 침향의 생산지에 대해 '열대지역에서 재배 및 야생된다'고 하면서 '대만과 광동, 광서지역과 함께 인도, 인도네시아, 베트남, 말레이시아 등에 분포되어 있다'라고 기록하고 있다.

실제로 이들 지역 외에서는 침향에 대한 생산 기록이 거의 없는데, 일본도 남반의 여러 나라와의 교역을 통해 수입되었으며, 우리나라도 동남아 국가와의 해상 무역을 통하거나 중국을 통해 들어왔으며 조선시대에는 일본을 통하여 들어오기도 하였다.

실제로 《조선왕조실록》을 살펴보면 일본과의 침향 무역에 관한 내용을 발견할 수 있다. 세종 14년의 실록을 보면 이런 내용이 나온다.

> 임금이 좌우의 가까운 신하에게 이르기를 "약재를 팔고 사는 일은 이미 승문원의 제조에게 명하여 의논하게 하였는 바, 우리나라에서 적게 생산되어도 족하다. 그러나 당약(唐藥, 조선시대에 중국에서 들여온 약을 이르던 말)은 드물고 귀하여 아직도 약을 짓지 못하는 일이 있다. 이제 황제께서 우리를 후한 예로써 대우하시매 왕래가 끊이지 않으니, 약재를 화매하여 백성의 병을 구제함이 어떨까.
>
> 우리나라와의 매매 행위를 중국에서는 벌써부터 엄금하였으나 약재만은 비록 예부(禮部)에 이첩하여 묻는다 하더라도 귀찮게 여기지 않을 것이다. 또 모든 사기와 백가서(百家書)의 책도 아울러 사들이고자 하나 오경(五經)과 사서(四書)를 이미 중외에 반포하였으니 어찌 번거로이 주청을 하랴.

하나, 우의정 권진이 아뢰기를, "약의 귀한 것은 비록 청구한다 하더라도 의리에 있어 무방하나이다" 하였다.

이에 임금이 예조판서 신상(申商)에게 이르기를, "주사(朱砂)와 용뇌(龍腦)는 비록 귀한 약이라 하더라도 중국에 가서 구하면 얻을 수 있으나 침향은 중국에서도 쉽게 얻지 못할 것이다. 지난번 왜인(倭人)들이 가져오는 침향이 흔히 있었는데 우리나라에서 값 깎기를 너무 헐하게 하였으므로 다시는 가지고 오지 않는다. 침향은 왜나라에서도 나지 않는지라 널리 다른 나라에서 구하여 가져오는 것이니 비록 그 값의 갑절을 준다 하더라도 좋으니 예조에서는 그것을 의논하여 아뢰라" 하였다.

이 실록으로 미루어볼 때 이미 조선 초기에도 왜상(倭商)들과의 침향 거래가 여러 차례 있었으며 가격 문제로 서로 시비가 있었음을 알 수

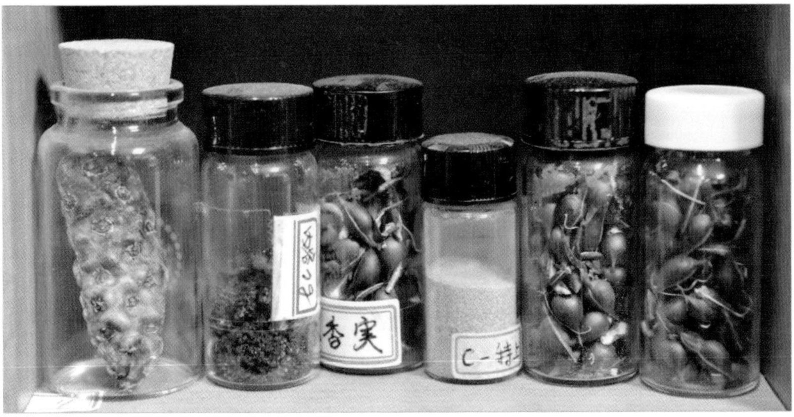

침향 종자

있다. 침향이 우리나라에서는 생산되지 않는다는 사실도 알 수 있다.

조정에서 임금이 가격의 몇 배를 주고라도 침향을 사들이라고 하는 걸 보면 당시 침향을 어떻게 사용하였는지 궁금해진다. 또 일본에서도 생산되지 않고 그들도 다른 나라에서 구해 왔다는 사실은 일본 역사서를 통해서도 알 수 있다.

과거에는 지금의 대만이나 중국의 남부지방에서 생산되던 것이 요즘엔 그나마도 거의 없어지고, 인도네시아나 동남아 국가에서 침향 수지를 인공재배하고 있다. 그러나 수백 년의 시간이 지나야 형성되는 고급 침향과는 그 질을 비교도 할 수 없으며, 아무리 짧아도 10~20년의 세월이 걸려 생산되는 것인데 그마저도 수지 함량이 낮은 침향만 나오는 실정이다.

침향의 분류와 등급

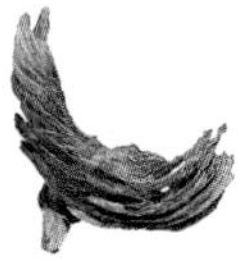

앞에서 침향의 등급에 대하여 잠깐 언급을 하였다. 그러나 그것은 어디까지나 원자재의 등급을 이야기하는 것이기 때문에 탁월한 식견을 가진 사람이 아니라면 구별하기가 어렵다. 여기에서는 일반적인 등급과 쓰임에 대하여 간단하게 알아보기로 한다.

침향의 등급을 구분하는 데는 여러 가지 요소가 작용한다. 그 때문에 어떤 것이 좋다고 간단히 규정할 수는 없다.

먼저 일본을 포함한 여러 나라에서는 아퀼라리아(Aquilaria, 침향목)에 속하는 모든 식물을 침향으로 간주하고 있지만, 중국의 약전과 식물 연구 자료를 보면 'Aquilaria Agallocha Roxb.'만 인정하고 있다. 즉, 우리가 AAR이라고 칭하는 것만을 유일하게 약재로 인정하며, 약전에서도 AAR을 가장 귀중한 식물로 기록하고 있다. 물론 이 책에서 말하는 침향 역시 AAR을 이야기하는 것이다.

침향의 등급 판단은 다음의 5가지 요소를 고려하여 결정하는데 모두가 이 판단 기준을 참고한다면 침향을 보는 시각이 달라지리라 생각한다.

침향의 등급 판단

1 침수(沈水) 여부에 따른 구분

침수 여부는 침향의 등급을 결정하는 데 가장 중요한 요소인데, '침향'이라는 명칭 자체가 여기에서 유래된 것이다. 《본초강목(本草綱目)》과 《남방초목상(南方草木狀)》에는 침향의 침수 정도에 따라 세 가지로 분류하고 있다.

첫째가 물에 가라앉는 침수침향(沈水沈香)이며, 다음으로 반은 뜨고 반은 가라앉는 잔향(棧香)이다. 그다음 물에 뜨는 황숙향(黃熟香) 등으로 구분한다.

침향의 원목은 비중이 0.4 정도로 물에 비해 가벼우므로 침수 여부는 침향 수지의 유무에 따라 결정된다. 일반적으로 수지 함량이 25%를 초과하면 어떤 형태(덩어리, 조각, 가루 등)의 침향도 가라앉게 된다.

이처럼 침수 여부는 침향의 수지 함량 정도를 말하며 등급 판단에 가장 중요한 요소가 된다. 한국과 일본에서는 수지 함량이 25%를 초과해야만 약용으로 사용하는 데 반해 중국에서는 수지 함량 15% 이상부터 약으로 사용하고 있다.

2 약성과 연소 시의 향기에 따른 구분

약용으로서의 침향은 약성과 맛을 가지고 있다. 맛의 특징은 맵고 쓰며 성질이 따뜻하고 약효가 탁월하다. 침향의 등급이 높을수록 맛이 부드럽고 성질이 따뜻하며 약효도 뛰어나다.

침향의 수지 농도와 색채 등급이 높을수록 연소 시에 더욱 부드러운 향기를 내며 약효 또한 좋다. 그리고 같은 색채의 침향일 경우 수지 함량이 많을수록 좋은 향기를 낸다. 한 가지 주의해야 할 것은 진짜 침향의 경우 불에 태우기 전에는 침향 자체에서는 아무런 향기도 나지 않는다는 점이다.

게다가 사람에 따라 향에 대한 취향이 달라 연소 시의 향기만으로 침향 등급을 결정하는 게 쉽지 않다. 따라서 같은 색채에 비슷한 향기를 내는 침향을 비교할 때에는 일반적으로 수지 함량이 많은 것을 선호하게 된다.

수지 함량이 낮고 목질 부분이 많은 경우 향이 맵고 향 품질도 떨어진다. 침향의 최고 등급 위에는 가남향(伽楠香)이 있는데 침향보다 희소성이 높고 약효가 더 뛰어나기 때문에 구하기가 매우 어렵다. 가남향에 대해서는 뒤에서 다시 언급하려고 한다.

3 색채에 의한 구분

침향은 보통 5가지 정도의 색채로 구분되는데 색채마다 수지의 향기가 각각 다르다. 침향의 색채 감정은 반드시 자연광 아래에서 실시해야 한다.

침향의 색채는 연소할 때의 향기에는 영향을 주지만 약효에는 크게 영향을 주지 않는다. 오히려 수지 함량이 영향을 주므로 색채를 비교할 때엔 반드시 수지 함량이 비슷하거나 같은 품목이어야 한다.

침향의 색채 분류에 대해서는 기록마다 견해가 조금씩 다르다. 가장 참고가 될 만한 책은 진양(陳讓)의 《해외일설(海外逸說)》인데, 침향을 5가지 색채로 구분하고 있다. 그중 1등급은 녹색, 2등급은 진한 녹색, 3등급은 금색(엷은 황색), 4등급은 황색, 5등급이 흑색이다. 많은 사람이 침향의 색깔을 흔히 흑색인 것으로 알고 있지만 실제로 수지 함량이 높은 침향일수록 흑색이 드물다.

중국과 일본에서는 자색(紫色) 침향을 녹색 침향과 같이 최고급품으로 분류하고 있지만, 기타 약전에는 그런 내용이 없다 보니 반신반의하는 사람들이 많다. 그동안의 내 경험과 연구에 의하면 녹색과 진한 녹색의 침향 표면이 단단한 밝은 보라색, 즉 자색을 하고 있었는데 그 부분을 칼로 베어내자 그 밑이 녹색 또는 진한 녹색을 띠고 있었다. 그래서 자색 침향이 따로 있는 것으로 오인한 건 아닐까 짐작해 본다.

4 형성 원인에 의한 구분

이 부분에 대해서는 침향의 생성 과정을 다룬 앞에서도 언급한 바 있다. 《본초강목(本草綱目)》과 《철위산총담(鐵圍山叢談)》에 의하면 침향의 형성 원인을 4가지로 분류하고 있다.

침향나무의 내부에서 수지가 자연적으로 형성된 숙결(熟結), 말라 죽은 침향수에서 수지가 형성된 탈락(脫落), 인위적으로 사람들이 침향수에 상처를 입혀 수지가 응집되게 한 생결(生結), 침향수가 곤충으로 인해 상처를 입고 여기에 수지가 응결되는 충루(蟲漏)이다.

일반적으로 알려진 것과는 달리 침향 수지의 형성 원인이 나무의 상처에 의한 것만은 아니었다. 숙결, 탈락, 생결, 충루의 분류 방법에 대해서는 약전마다 약간씩 이견이 있지만 연소할 때의 향기가 맵지 않아야 하고 약효가 온(溫)해야 한다는 점에서는 이견이 없었다.

고대의 약전에서는 침향 수지의 형성 원인을 판단할 수 있는 근거가 제시되지 않아 현재로선 침향 표면을 관찰했을 때 곤충 상처에 의한

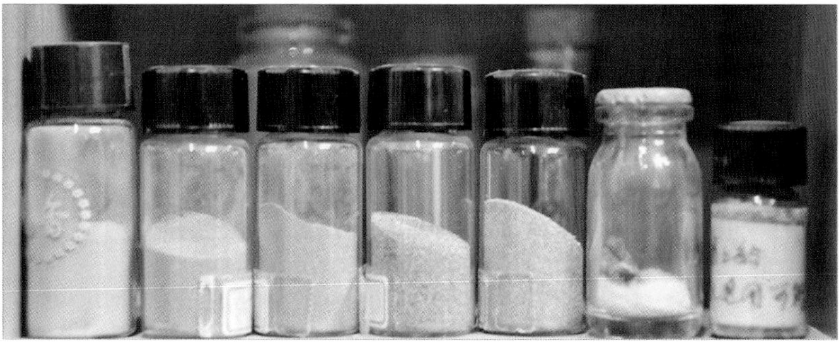

각 등급별 침향 분말

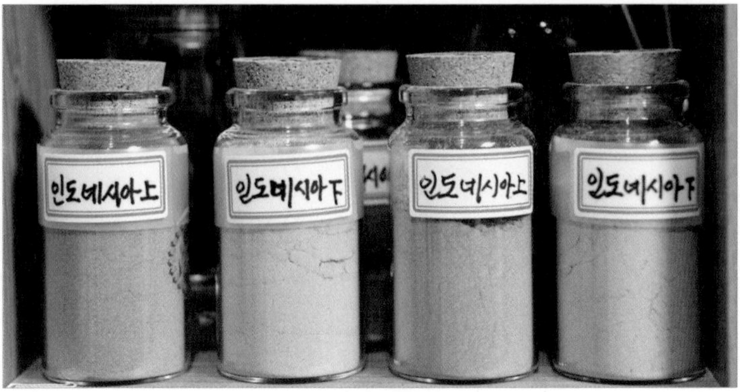

인도네시아 산 침향의 등급

충루만 추정할 수 있으며 숙결, 탈락, 생결에 대해서는 앞으로 더 연구가 필요하다고 본다.

5 향 중의 으뜸, 가남향(伽楠香)

앞에서 잠깐 이야기했듯이 최고급의 침향보다 위에 있는 게 가남향(伽楠香)이다. 가남향은 침향과 같은 AAR, 즉 Aquilaria Agallocha Roxb.에 속하며 수지 함량도 침향보다 비교적 높다.

가남향은 그 품질이 우수하고 약효가 뛰어나지만 공급이 매우 희소하여 세계적으로도 가장 귀하게 여기는 약재이다. 가남향을 다른 이름으로 기남향(奇南香) 또는 기남향(琦南香)이라고도 부른다.

침향은 재질이 강하고 단단한 반면에 가남향은 부드러우며 묽고 점착성이 있어 입으로 씹어보면 끈끈한 점성을 느낄 수 있다. 칼로 얇게 베어내 환(丸)으로 뭉쳐서 사용한다.

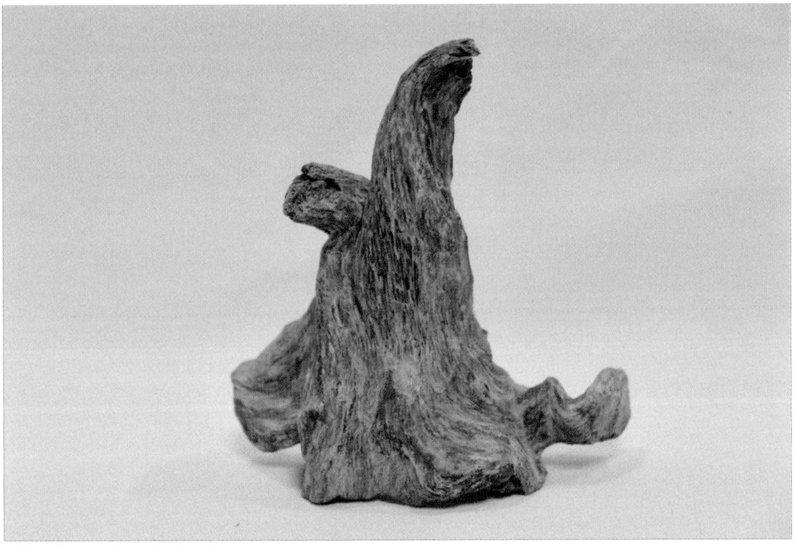

침향 괴

가남향에 대한 등급 판단 기준도 침향과 비슷하지만, 약효와 희소성에 있어서 침향보다 우수하므로 별도의 등급으로 취급하게 된다. 다만 침향의 등급 분류에 가남향을 포함한 것은 앞에서도 설명한 것처럼 침향의 최고품이 가남향의 최하품에도 비기지 못하기 때문이다.

가남향(伽楠香)의 비밀

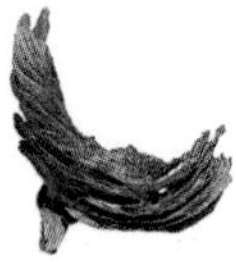

침향에 관한 연구가 완결되지 않은 상태에서 가남향을 이야기하는 것은 다소 부담이 있다. 그러나 분명 모든 것을 종합해 볼 때 가남향의 효과는 침향이 비길 바가 되지 못하기 때문에 문헌적으로 정리된 내용만을 인용하여 소개하고자 한다.

가남향도 침향처럼 나무 아랫부분과 뿌리에서 생성되는 것으로 알려져 있다. 그러나 가남향과 침향은 확연하게 구분된다.

물론 가남향도 침향처럼 팥꽃나뭇과의 식물이며 Aquilaria Agallocha Roxb.인 침향(沈香)과 Aquilaria Sinensis(Lour.) Gilg인 백목향(白木香)의 뿌리 가까운 부분에 수지를 많이 함유한 부분이다. 그중에 기름기(유성, 油性)가 많고 점도가 높으면서 가늘지만 긴 형태의 덩어리에서 색이 연하며 기름기가 적은 부분은 제거한 것이다.

가남향의 형태는 대부분 직사각형의 가늘고 긴 모양이거나 또는 덩어리 모양이다. 덩어리의 표면이 녹색을 띤 갈색인 것은 '녹유가남향(綠油伽楠香)'이라고 하며 흑자색을 띤 것을 '자유가남향(紫油伽楠香)'이라고 한다.

가남향의 특징은 기름기가 많고 광택이 있으며 매끄럽고 잡물이 약간 섞여 있다. 톱으로 켠 후 자른 면을 보면 흑갈색이거나 흑자색으로 기름기가 많다. 따라서 칼로 잘게 썬 것을 비벼서 환으로 만들 수 있을 정도이다. 향기가 진하며 맛은 쓰고 매운맛이 강하다.

가남향의 등급 분류는 형태와 빛깔, 품질에 따라 나누는데 녹유(綠油), 자유(紫油), 흑유(黑油), 청사(靑絲), 금사(金絲) 및 가남각(伽楠角) 등이다. 그중 녹유가남향과 자유가남향의 품질이 가장 좋다.

가남향 역시 인도, 말레이시아, 인도네시아, 베트남 등지에서 생산되었고 중국의 하이난에서도 생산된 것으로 알려졌지만 지금은 거의 생산이 끊긴 것으로 알려졌다.

가남향은 맵고 따뜻한데 침향보다는 훨씬 온화하며 독이 없다. 가남향의 효능은 역시 이기(理氣)하며, 통증을 멎게 하고 몸의 모든 구멍을 열어 통하게 한다. 흉민불서(胸悶不舒), 기체동통(氣滯疼痛), 풍담폐색(風痰閉塞)을 치료한다.

이밖에도 가남향은 침향보다 약성과 기가 부드럽고 따뜻하며 기가 치밀어 오르는 것을 치료하고 사악한 기를 물리치며 풍담에 의해 막힌 걸 뚫어 머리를 맑게 하는 효능이 있다.

또 비(脾)를 튼튼하게 하고 신(腎) 기능을 자양하는 효과가 있으므로

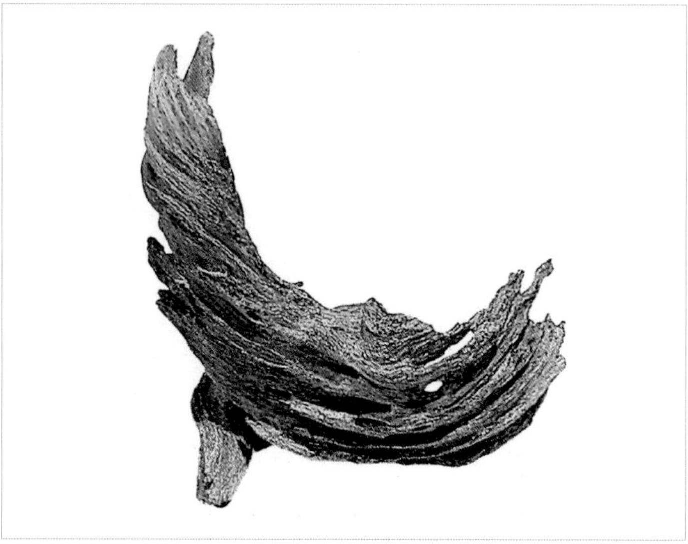

최고 등급의 가남향

폐정고기(閉精固氣)하여 정을 굳게 하고 기를 단단하게 하는 효과가 있다. 가남향 역시 신 기능에 대한 효과로 인하여 오늘날 성기능 문제 등에도 효과가 있다.

고서(古書)에서의 가남향

1 《본초승아반게(本草乘雅半偈)》

기남향(奇南香)은 침향과 같은 종류에 속한다. 등급은 황(黄), 잔(棧)으로 나누고 품질은 사결(四結)로 나누며, 세상에서는 이를 귀하게 여긴다. 즉, 황(黃), 잔(棧)으로 좋고 나쁨을 논한다.

침향의 줄기는 누르스름하고 부드러우며, 움푹 팬 곳은 투명한 갈색이고 목재는 얇고 희며 쉽게 부스러진다.

기남(奇南)의 줄기는 누르스름하고 부드러우며, 투명한 갈색일 뿐만 아니라 황(黃)의 품질은 결이 뚜렷하여 선명한 빛깔과 같으며, 생침향(生沈香)보다 훨씬 낫고 10일간 태우거나 구워도 쓸 수 있다. 잔(棧)은 기남 중에서 액(유성, 수지)이 많은 것이며 '금사(金絲)'라고 한다.

숙결(熟結), 생결(生結), 충루(蟲漏), 탈락(脫落) 등의 4가지를 기남(奇南)이라고 통칭하지만, 4가지 중에서 또 각각 유결(油結), 당결(糖結). 밀결(蜜結), 녹결(綠結), 금사결(金絲結)로 나누고 숙(熟), 생(生), 루(漏), 락(落)으로 정연하게 등급을 이룬다.

대개 침향의 질은 무겁고 전체가 향을 이루고 있으므로 물에 넣으면 가라앉고, 기남(奇南)의 결(結)은 앞에서 말한 4가지(숙결, 생결, 충루, 탈락)와 같지만, 맛이 극히 매울 뿐만 아니라 혀에 대면 혀가 알알하다. 사결(四結)을 상세히 살펴보면 모두 나무의 질을 지니고 있고 유(油), 당(糖), 밀(蜜), 록(綠), 금사(金絲)로 나뉘며 빛깔도 약간씩 다르다.

2 진양(陳讓)의 《해외일설(海外逸說)》

가남향과 침향은 같은 곳에서 자란다. 침향은 질이 단단하여 대나무를 베는 칼로 긁어내거나 발라내지만, 가남향은 질이 연하여 송곳으로 모래를 긋는 것처럼 손가락으로 벗길 수 있다. 맛은 맵고 지방이 있어

씹으면 이빨에 들러붙는다.

상등품은 앵가록(鶯歌綠)이라 하며 색은 꾀꼬리의 깃털과 같고 가장 얻기 어렵다. 그다음은 란화결(蘭花結)이라고 하며 색은 연한 녹색이거나 흑색이다. 그다음은 금사결(金絲結)이라고 하며 연한 황색이다. 그다음이 당결(糖結)이며 황색이다. 제일 하등품은 철결(鐵結)인데 색은 검고 약간 단단하다. 이 모두 지방을 함유하고 있다.

3 《월해향어(越海香語)》

가남은 바닷가의 모든 산에서 자란다. 그 향목이 말라 죽지 않고 밀기(蜜氣)가 노화되지 않은 것을 생결(生結)이라 하고 상품으로 친다.

나무는 말라 죽었으나 줄기는 남아 있고 찐득찐득한 밀기(蜜氣)가 마른 뿌리에 들러붙어 엿처럼 윤기 있는 것을 당결(糖結)이라 하고 중품으로 친다. 수령이 짧아 나무와 밀기가 융합되지 않아 나무 성분이 많고 향기가 옅은 것을 호반금사결(虎班金絲結)이라 하는데 당결보다 못하다.

색이 청둥오리 정수리의 녹색과 같은 것을 녹결(綠結)이라 하는데 이것을 누르면 누른 자국이 남고 손가락을 떼면 자국이 없어진다. 이것을 누르면 둥글게 되고 떼면 네모반듯하게 된다.

또한 톱으로 켜서 나온 보드라운 부스러기는 환(丸)으로 만들 수 있다. 이것을 유결(油結)이라고 하며 최상품으로 친다. 베트남 남부에서 생산되는 것을 쪼개면 향기가 매우 옅으나 오래 지나도 향기가 없어지지 않는다.

해남도(海南島, 하이난)에서 나는 것을 토가남(土伽楠)이라고 하며 형상은 유결(油結)과 같다. 이것을 쪼개면 향기가 매우 강렬하고, 손에 묻으면 몇 달이 지나야 향기가 없어진다.

저장할 때는 주석(珠石)으로 만든 상자 안에 선반을 만들어 그 선반에 구멍을 많이 낸 다음 선반 아래 표면에는 꿀을 골고루 펴발라준다. 그리고 선반 위에는 가남을 올려놓고 훈제(燻製)하거나 축축하게 적셔준다. 또는 가남을 분말로 만들어 저장한다. 만약 다른 향가루를 넣으면 본래의 향기는 없어진다.

또 평상시 물에 닿거나 햇볕을 쬐거나 바람을 맞지 않게 하여야 하며, 곰팡내가 나는 습한 흙에 두지 않음으로써 향기가 흩어지지 않게 한다.

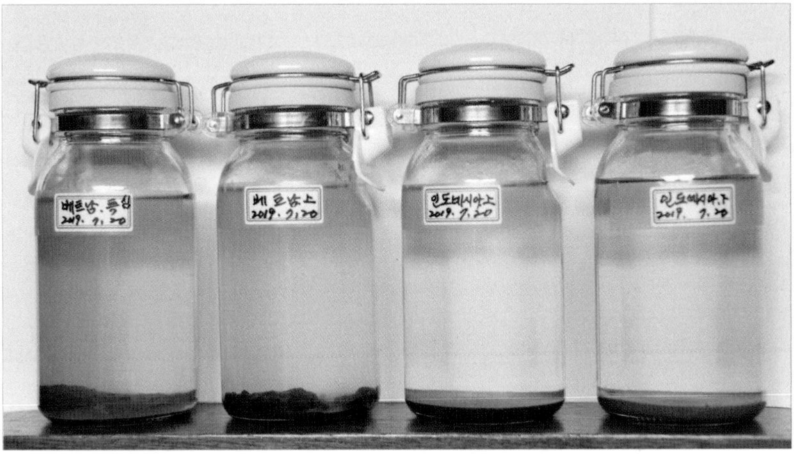

베트남 산과 인도네시아 산을 에탄올에 침전시켜 비교 실험

고전에 기록된 침향의 효능

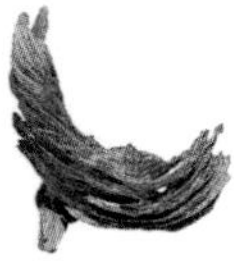

예로부터 내려오는 한의학서에서는 화학적 성분보다는 임상적 효과의 측면을 따져 약성과 맛 등을 기술하였는데, 여러 서적마다 조금씩 다르기는 해도 가장 공통적인 것은 침향이 신경(腎經)과 간경(肝經)에 작용한다는 것이다. 일반적으로 기술된 침향은 성질이 따뜻하고 맛은 맵고 쓴 것이 공통된 약성이다.

침향에 대한 많은 고서의 내용은 조금씩 차이가 있지만, 공통적인 건 신경과 간경에 작용한다는 것이다. 인체에서 간과 신이 차지하는 비중은 매우 크고 중요하다.

속담에 '내 몸이 천 냥이면 간은 구백 냥'이라고 할 만큼 중요하게 생각한 장기가 바로 간이며, 간은 음양오행상 신(腎)과 상생 관계에 있으므로 신이 안 좋으면 간 역시 좋지 않다. 마찬가지로 간에 무리가 되면 신에까지 영향을 미칠 수 있다.

간은 인체의 화학공장이라고 할 만큼 외부로부터 들어오는 모든 것을 간에서 분해 해독하는 기능이 있으며, 간은 한 번 손상되면 재생할 수 없다고 알려져 있다. 또 신은 인간의 생식기능을 관장하는 만큼 몸속의 노폐물을 조절 배설하는 기능 이상으로 종족을 유지하는 중요한 기능이 있다.

이밖에도 침향은 몸속의 기(氣)를 조절하는 한편 혈행을 도와주기 때문에 약효 면에서 매우 뛰어난 영약이라고 할 수 있다. 침향에 대한 찬사는 이밖에도 여러 곳에서 발견할 수 있다.

중국 한나라 말기에 완간된 본초학서인《명의별록(名醫別錄)》에서는 '성질은 약간 따뜻하다'라고 적고 있으며, 중국 당나라 때 이순(李珣)이 편찬한 의서《해약본초(海藥本草)》에서는 '맛은 쓰며 성질은 따뜻하고 독이 없다'라고 하였다.

중국 당나라 때의 본초학자인 일화자(日華子)가 편찬한 본초학 의서《일화자제가본초(日華子諸家本草)》에서도 '맛은 맵고 성질은 따뜻하며 독이 없다'라고 하였으며, 중국 명나라 때의 본초학자 이시진이 엮은 약학서《본초강목》에서는 '씹으면 향기가 나고 맛이 단것의 성질은 평(平)하고 매운 것의 성질은 따뜻하다'라고 적고 있다.

또 침향의 작용에 대해서도 여러 가지 의견들이 있는데 일반적으로 신(腎)과 비(脾), 위경(胃經)에 들어간다고 하는데 이것은 신장 계통의 기능과 비장 계통의 기능, 그리고 위(胃), 즉 소화기 계통의 기능에 작용한다는 말이다.

여기에서 한 가지 반드시 이해하고 넘어가야 할 것이 있는데 앞에 말한 신(腎) 기능에 대하여 잠깐 설명하고자 한다. 한방에서는 오장의 명칭을 따서 간(肝), 심(心), 비(脾), 폐(肺), 신(腎)의 경락을 흔히 말하고 있는데, 이것은 양방에서 말하는 단순한 장기의 명칭인 간장, 심장, 비장(지라), 폐(허파), 신장(콩팥)을 말하는 것이 아니고 음양오행(陰陽五行)의 상생(相生)에 따라 작용하는 것을 말한다.

즉, 신(腎)이라 함은 서양의학에서는 신장을 단순히 배설 계통의 비뇨기관으로만 취급하고 있다. 물론 한의학에서도 신장은 일단의 비뇨기관으로 보기는 하지만 단순한 개념은 아니다.

실제로 한방에서는 신(腎) 계통의 질환과 치료법을 서술한 것이 백과사전 몇 권 분량으로 엄청난 양에 이르고 있다. 한의학적인 범주에서 보면 조박(糟粕)을 배설하는 항문도 신장 계통에 속하고, 신장이 재흡수하여 생활 활동을 양성하는 기능을 재기의 태세라고 생각함으로써 월경과 출산, 성교의 성숙도 신장 개념에 포함하고 있다.

한방의학에선 '신자작강지기교출(腎者作强之技巧出)'이라 하여 남자의 생식기에는 강한 생명력이 있으며, 여자는 새로운 생명력을 생산하는 생식기능이 있다고 말한다. 즉, 신장이 생식기능을 지니고 있다는 것이다.

신장과 관련된 질환은 매우 많은데 급성 신염, 만성 신장염, 신우신염, 화농성 신장염, 신장 종양, 요독증, 위축신, 신장 결석, 신장 결핵, 방광염, 요도 협착, 야뇨증 및 소변 불통, 방광 결석, 유정, 조루와 정력 문제 등 생식기 전반에 걸친 질환으로 나열된 수만 하더라도 매우 많음을 알 수 있다. 이 모든 것을 신(腎) 기능이라 표현하기 때문에 매우 광범위하다는 것을 알 수 있다.

《뇌공포제약성해(雷公炮製藥性解)》에서는 '침향은 신경(腎經)과 명문(命門)의 2경에 들어간다'라고 하였다. 이것은 신 기능과 생명을 유지하는 경락에 작용한다는 것이다.

중국 명나라 목희옹(繆希雍)이 편찬한 본초학서 《신농본초경소(神農本草經疏)》에서는 '침향이 족양명, 족태음, 족소음, 수소음, 족궐음경에 들어간다'라고 하였다.

이 말을 쉽게 풀어보면 족양명은 위경(胃經)의 경혈을 말하는 것이므로 소화기관의 기능에 작용하는 것이며, 족태음은 비경(脾經), 즉 비장의 기능을 관장하는 경혈, 그리고 족소음은 신경(腎經), 즉 신장과 제반 생식기능에 작용하는 경혈을 말한다. 수소음과 족궐음경은 각각 심경(心經)과 간경(肝經)에 작용하는 경혈로 심장 기능과 간장의 제반 기능에 작용한다.

중국 명나라 가구여(賈九如)가 저술한 본초학서 《약품화의(藥品化義)》에서는 '폐경(肺經)과 신경(腎經)의 2개 경(經)에 들어간다'라고 하였는데 이는 폐 질환과 신장 질환에 작용한다는 말이다.

중국 청나라 섭계(葉桂)가 편찬한 본초학서 《본초경해(本草經解)》에서는 '족소양담경과 족궐음간경, 그리고 수태음폐경에 들어간다'라고 기술하고 있다. 족소양경인 담(膽), 즉 쓸개와 족궐음경인 간(肝), 그리고 수태음경인 폐(肺) 기능에 작용한다고 했다.

앞에서 살펴본 것처럼 침향은 항균(抗菌), 방충(防蟲), 방부(防腐) 등의 효과가 있으므로 다양한 질환에 약재로 귀하게 쓰였다. 특히 방부와 살균 효능에 대한 기록은 성경에서뿐만 아니라 삼국지에도 나온다. 나관중이 지은《삼국지연의(三國志演義)》에 보면 관우와 장비의 장례에 침향을 썼다고 한다.

조조는 관우에게 남다른 경외감이 있었다. 관우와 유비가 헤어져 있을 때 조조는 관우를 자신의 진영에 계속 머물게 하려고 3일에 한 번씩 잔치를 열었으며 5일에 한 번씩 성대한 연회를 열었다. 게다가 자신이 가장 아끼는 적토마까지 주었다.

그뿐 아니라 오관에서 자신의 장수 6명을 죽였으나 그를 용서하였다. 관우 역시 화영도에서 조조를 석방해 줌으로써 조조의 은혜에 보답하였다. 관우가 형주를 잃고 오나라 장수에게 살해된 후 손권은 유비와 제갈량의 복수가 두려워 관우의 목을 조조에게 보냈다.

조조는 손권이 자기에게 화를 돌리려는 것을 알고 관우에게 왕후의 예를 갖추어 장사를 지내주었다. 조조와 관우의 사이에는 정치적인 관계보다 서로 영웅으로서의 유대가 있었기에 최고의 예우를 아끼지 않았다.

그러나 몸이 없는 시신을 그냥 장사지낼 수는 없으므로 침향으로 관우의 몸체를 만들어 낙양성의 남쪽에 장례를 지냈는데, 오늘날 관림의 관제묘(關帝廟)는 중국의 3대 관제묘 중 하나이다. 현대에 와서 출토된

한조(漢朝)의 유물을 보면 조조는 죽은 관우의 머리를 옥이 아닌 침향으로 만든 상자에 넣었다. 이것으로 미루어 당시에도 침향의 진가는 높이 인정하였다고 할 수 있다.

관우가 죽은 후 그의 의형(義兄)인 유비는 손권에게 보복하기 위하여 대군을 일으켜 동오(東吳)로 쳐들어갔다. 그런데 그 와중에 장비의 부하들이 장비의 목을 베어 손권에게로 달아났다.

그때 손권은 유비에게 화해를 구하기 위하여 장비의 머리를 침향으로 만든 상자에 넣어 유비에게 바쳤다. 동오는 당시 나라의 상황이 매우 위급하고 망할 지경에 이르렀기 때문에 최대한의 강화(講和) 성의를 보이기 위하여 진귀한 상자를 썼는데 장비의 머리를 침향으로 만든 상자에 넣어 유비에게 보낸 것이다.

손권이 황금이나 보석으로 장식한 상자를 쓰지 않고 침향 상자를 썼다는 것은 그것이 얼마나 진귀한 것인가를 다시 한 번 생각하게 해주는 동시에 침향의 항살균 효과와 방부작용도 일조한 것이 아닌가 생각한다. 그 한 예로 사리를 담는 상자인 사리함은 바깥 부분을 금동으로 감싸고 안에는 다시 옥함(玉函)을 만든다. 그런데 그 옥함을 열어 사리를 넣어 두지만, 사리가 닿는 부분은 반드시 침향으로 되어 있다고 한다.

물론 옥에서도 상당한 기가 발생하기 때문에 요즘은 침구류와 속옷까지도 옥의 효과를 느끼도록 처리한 제품들이 나오고 있다. 그리고 건강에도 좋은 효과가 있다는 연구들이 속속 나오고 있는데, 침향

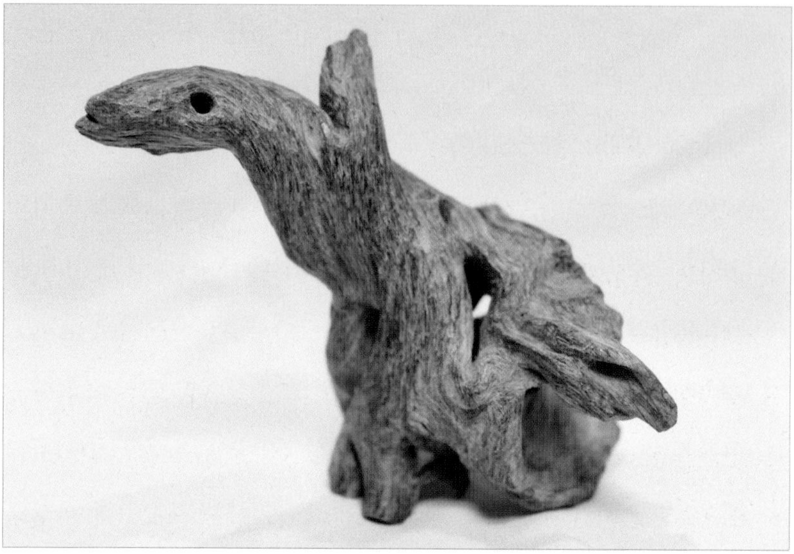

침향으로 만든 조각

을 금은보석이나 옥보다 더 귀하게 여기는 이유가 바로 이러한 우월성 때문일 것이다.

근래에는 항암과 알레르기성 질환, 그리고 성기능이나 중추신경계에 작용하는 효과 등에 대하여 연구가 이루어졌거나 진행 중인데, 이 모든 것은 앞에서 살펴본 성분과 각종 한의서에 기술된 효능으로 미루어 이 모든 질환 치료가 불가능한 것은 아니라고 생각한다.

고서에서 소개하고 있는 침향의 효능과 효과를 살펴보면 다음과 같다.

고서에 소개된 침향의 효능과 효과

1 《중약대사전(中藥大辭典)》

침향은 기(氣)가 위로 치밀어 오르는 것을 내리고 중초(中焦)를 따뜻하게 하며, 신장(腎臟)을 따뜻하게 하고 기를 끌어들이는 효능이 있다.

기가 역류하여 생긴 천식과 구토, 딸꾹질, 위가 팽만하면서 배가 아픈 증상인 완복창통(脘腹脹痛)과 허리와 무릎관절이 시리고 허하여 통증이 오는 요슬냉허(腰膝冷虛)와 대장의 기능이 허하여 소화 능력이 떨어지는 대장허비(大腸虛秘)를 치료하며, 소변을 볼 때 기운이 없고 줄기도 시원치 않아 방울방울 떨어지는 소변기림(小便氣淋), 그리고 남성의 냉증이라 할 수 있는 남자정랭(男子精冷)을 치료한다.

2 《명의별록(名醫別錄)》

바람을 많이 받거나 습이 많은 생활로 인하여 사악(邪惡)한 기(氣)가 몸에 든 풍수사(風水邪)에 의한 독종(毒腫)을 치료하고 악기(惡氣)를 제거한다.

'療風水毒腫 去惡氣'

3 《도홍경(陶弘景)》

몸에 좋지 않은 기운과 독소로 인하여 발생하는 부스럼 등을 치료한다.

'療惡核毒腫'

4 《해약본초(海藥本草)》

가슴과 배, 즉 심장과 복부의 통증, 급성 위장 경련인 곽란, 그리고 몸속의 악기(惡氣)를 다스리고 정신을 맑게 한다. 술에 달여서 복용하면 좋다. 여러 종류의 창종(瘡腫), 즉 부스럼에는 연고(고제, 膏劑)로 만들어 쓰면 좋다.

'主心腹痛, 亂, 中惡, 情神, 宜酒煮服之 : 諸瘡腫宜 入膏用'

5 《일화자제가본초(日華子諸家本草)》

위장의 기운을 고르게 하고 오장을 보하며 정수(精髓)를 더해 주고 성기능을 도우며 허리와 무릎을 따뜻하게 데워주고 사악한 기운을 제거한다. 근육경련, 토사, 냉기를 멎게 하고 이런 증상들을 미리 예방한다.

찬바람을 많이 쐬어 마비가 오는 증세와 습기가 많은 곳에 장시간 피부가 노출되어 생긴 가려움증이나 피부병, 그리고 심장과 복부의 통증을 치료하며 설사 기운이 있는 것을 치료하므로 소화 기능을 정상화해준다.

'調中, 補五臟, 益精壯陽, 暖腰膝, 止轉筋, 吐瀉, 冷氣, 破癥癖, (治)冷風麻, 骨節不任, 濕風皮膚癢, 心腹痛, 氣痢'

6 《진주낭(珍珠囊)》

신(腎) 기능을 보하고 악기를 제거하며, 위기를 고르게 한다.

'補腎, 又能去惡氣 調中'

7 《본초강목(本草綱目)》

위로는 열이 치밀고 반대로 몸의 아랫부분이 찬 증상과 기(氣)가 거꾸로 올라 천식이 발생할 뿐 아니라, 대장(大腸)의 기가 허하여 제대로 소화작용을 하지 못하고, 소변이 시원하지 않고 방울방울 떨어지며 남자들의 하초가 냉한 증상을 치료한다.

'治上熱下寒, 氣逆喘息, 大腸虛閉, 小便氣淋, 男子精冷'

8 《의림찬요(醫林纂要)》

신장 기능을 견고하게 하며 위기(胃氣)를 굳게 하고 명문(命門)을 보(補)하며 중초(中焦)를 덥히고 비의 습한 기운을 건조하게 하며 심기(心氣)를 풀어 내리고 기가 역류하는 것을 강하시킨다.

조화되지 않는 모든 기를 조화시킨다. 지독한 설사로 입을 열지 못하는 금구독리(禁口毒痢) 및 사악한 기운으로 발생하는 냉풍한비(冷風寒痺)를 치료한다.

'堅腎 補命門 溫中 燥脾濕 瀉心 降逆氣 凡一切不調之之氣皆能調之 治口毒痢及邪惡冷風寒痺'

9 《본초재신(本草再新)》

간의 기운이 제대로 돌지 못하고 막힌 간울(肝鬱)을 치료하고 간기(肝氣)가 위로 치밀어 오르는 것을 내리며, 비장과 위장의 기능을 조화시키고 습기를 제거하며 소변이 잘 나오게 하고 몸의 구멍들을 열어 주므로 신진대사를 원활하게 한다.

'治肝鬱 降肝氣 和脾胃 消濕氣 利水開竅'

이상의 문헌들에서 알 수 있듯이 침향은 현대인들에게 발생할 수 있는 온갖 성인병들을 치료하는 효과를 가지고 있다. 이들을 더 자세하게 풀어보면 침향은 분류상 이기약(理氣藥)에 속한다. 맛은 맵고 쓰며 약의 성질은 조금 따뜻하다. 주로 비경(脾經)과 간경(肝經), 신경(腎經), 위경(胃經)에 작용한다.

기(氣)를 내리고 몸의 기능을 조화롭게 하며 생식기능을 살리고 양기(陽氣)를 보(補)해 준다. 또 몸속에 든 한기(寒氣)를 풀어서 따뜻하게 해준다. 이런 효과가 있으므로 출산 후에 산후풍으로 한여름에도 손발이 차고 시려 긴 옷을 입고 양말을 신어야 하는 여성들에게 좋은 효과가 있다.

이로 미루어 침향의 가장 대표적 효능은 신장 기능과 간 기능, 폐질환 등에 작용하며 그밖에 소화기 계통에도 작용한다고 할 수 있다.

현재 침향에 관한 연구가 다양하게 진행되고 있는데, 화학적인 성분보다는 효능과 새로운 반응에 관한 연구가 더욱 활발하다고 한다. 그리고 침향은 과학적으로 밝혀내는 성분도 성분이지만 동양인들의 정서에 미치는 성분이 오히려 더 중요한 것일지도 모른다.

침향의 성분과 약리작용

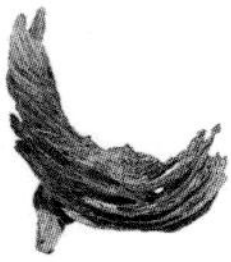

왜 침향을 신비한 약재로 여기는지 침향에 대한 성분과 약리작용, 효능을 알아봄으로써 이해를 돕고자 한다. 지금도 침향의 성분에 관한 연구는 활발하게 이루어지고 있는데, 그동안 밝혀진 화학적 성분은 여러 가지 문헌에서 대동소이하게 나타나고 있다.

국내 문헌 중에서는 한의서로 가장 유명한 《동의보감》에서 침향의 기록을 찾을 수 있으며, 현재 여러 곳의 대학에서도 연구 중인 것으로 알고 있다. 앞으로 숨겨진 어떤 성분이 더 나올지는 모르지만, 지금까지 연구된 자료를 토대로 그 성분을 살펴보는 것이 좋을 것 같다.

자세한 침향의 성분에 대하여 알아보면 침향의 성분은 일반적으로 정유로서 벤질아세톤, P-메톡시벤질아세톤 등이 알려져 있다. 이것은 동물실험에서는 진정작용이 인정되고 있으며, 달인 물은 결핵균을 완전히 억제하고 티푸스균, 이질균에 대해서도 강력한 억제 효과를 나타내고 있다.

《중약임상수첩(中藥臨床手帖)》에 보면 '침향은 자연계 중 극소수의 강력 항균 효능의 자연 약재로, 특히 간균(桿菌, bacillus)에 대해 강력한 항균 효능이 있다. 결핵균(tubercle bacillus)에는 완전한 항균력이, 티푸스균(typhoid bacillus), 이질균(dysentery bacillus)에는 강력한 항균력이 있다. 그밖에 테르펜알코올(terpene alcohol)과 계피산(桂皮酸) 등이 있다'라고 기술하고 있다.

이 때문에 중국산 침향 전제(煎劑, 달인 것)는 인형결핵간균(人型結核桿菌)을 완전히 억제하는 작용이 있다. 티푸스균과 이질간균(痢疾桿菌)에 대해서도 강력한 항균력이 있다.

《중약대사전(中藥大辭典)》에는 '아세톤 추출물(40~50%)을 비누화(saponification)한 후 증류시켜 휘발성 기름 13%를 얻어 그 성분을 보면 벤질아세톤, p-메톡시벤질아세톤 등이 함유되어 있고, 찌꺼기에는 하이드로시나믹산(hydrocinnamic acid)과 p-메톡시 하이드로시나믹산(p-methoxy hydrocinnamic acid) 등이 함유되어 있다. 균에 감염된 침향에는 아가로스피롤(agarospirol), 아가롤(agarol), 아가로푸란(agarofuran), 디하이드로아가로푸란(dihydroagarofuran), 4하이드록시 디하이드로아가로푸란(4hydroxy dihydroagarofuran), 3.4-디하이드록시 디하이드로아가로푸란(3.4-dihydroxy dihydroagarofuran), 노게토아가로푸란(nor-ketoagarofuran) 등이 함유되어 있다. 균에 감염되지 않은 침향에는 셀리난(selinane), 아가롤(agarol) 등이 함유되어 있다'고 소개하고 있다.

현대의학에서 밝혀진 침향의 성분

1 쿠쿠르비타신(cucurbitacin)_ 암세포 사멸 작용

침향의 추출물인 쿠쿠르비타신은 암세포를 사멸하는 효과가 탁월하다는 연구 결과가 있다. 또한 항바이러스 효과가 있는 알파-불레젠(alpha-bulnesene)이라는 성분은 면역력 향상에 도움을 주어 각종 질병과 암을 예방하는 데 큰 도움을 준다.

2 델타 구아이엔(delta guaiene)_ 위와 뇌의 건강 지킴이

이 성분은 신경장애와 뇌경색증에 효능이 있다. 침향을 훈증하거나 복용하면 머리가 맑아지고 눈이 밝아지는 느낌을 받는 것은 이 성분 때문이다. 프랑스의 국제농업 연구기관이 발표한 자료에 의하면 소화 촉진, 신경 안정, 구토 방지 등에도 효과가 있다.

3 아가로스피롤(agarospirol), 진코 에레몰(jinkoh-eremol) _ 마음의 평화 지킴이

일본의 동양의학 연구기관에서 진행된 동물실험 결과에 의하면, 이 성분들에는 신경을 이완하는 효과가 있고 심신 안정과 정신 집중을 도우므로 진정제로 사용될 수 있다고 한다.

중국 요령사범대학 분석측정 시험센터에서 촬영한 침향의 현미경 사진

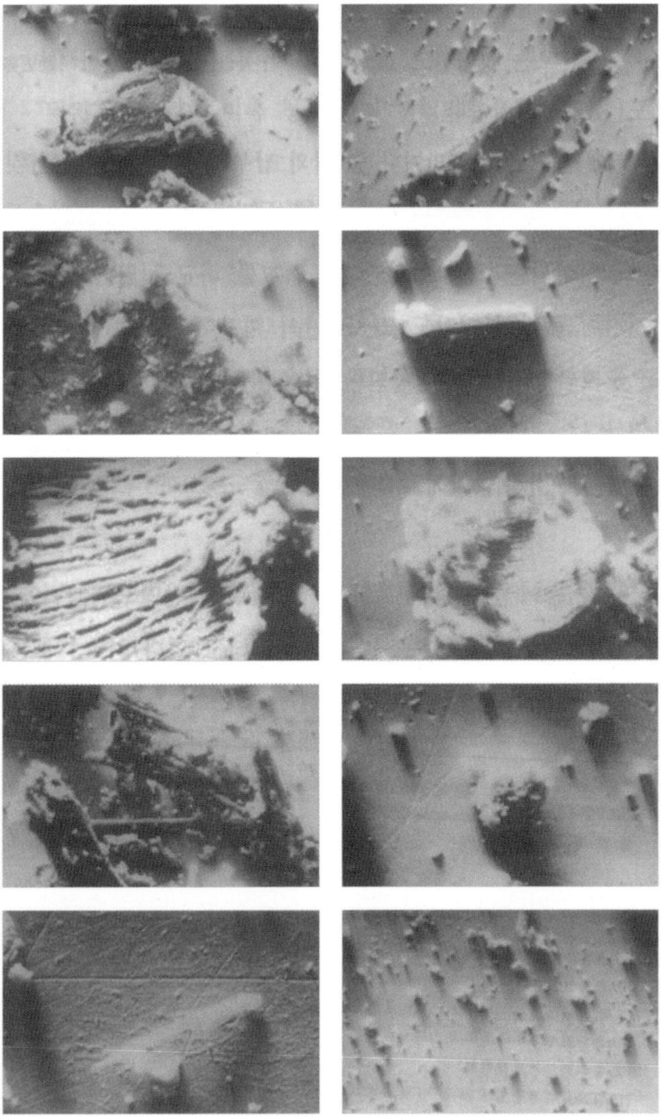

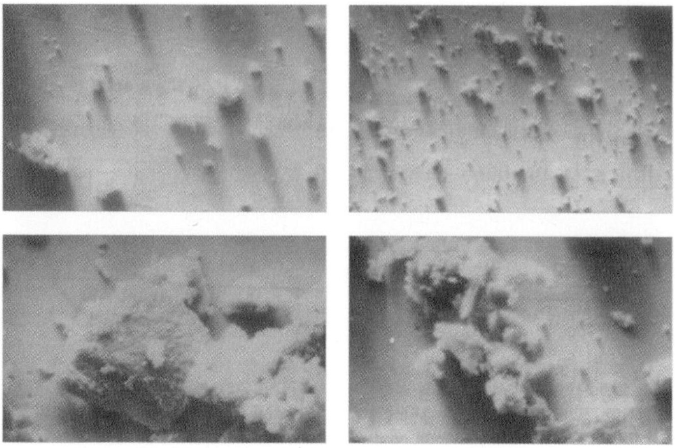

침향을 달인 것은 사람에게 결핵을 일으키는 인형결핵균(人型結核菌)을 완전히 억제할 뿐 아니라 장티푸스균과 이질균에도 강한 억제작용을 나타내며 최근의 연구상으로는 항알레르기성 효과도 있는 것으로 발표되고 있다.

그동안의 임상에서 나타난 효능은 주로 하복부통에 사용되는데, 몸이 허하고 차며 혈액순환이 원활하지 못하고 정체되어 발생하는 하복부 통증과 아랫배에 가스가 차서 움직이며 차가운 느낌이 있을 때, 즉 여성들의 생리불순 등에 처방하여 사용한다.

또 침향은 기가 역으로 치밀어 오르는 것을 내려주는 효능이 있어 기관지천식 등 폐의 기가 원활하게 순환하지 못하여 발생하는 천식을 치료하며 호흡곤란에 효과가 있다. 신(腎)의 양기(陽氣)가 허할 경우 이로 인하여 호흡곤란을 유발할 수 있는데 이때에도 침향이 좋다. 위에 찬기가 들어서 발생하는 급성 위염과 변비, 그리고 안면 부종과 소변

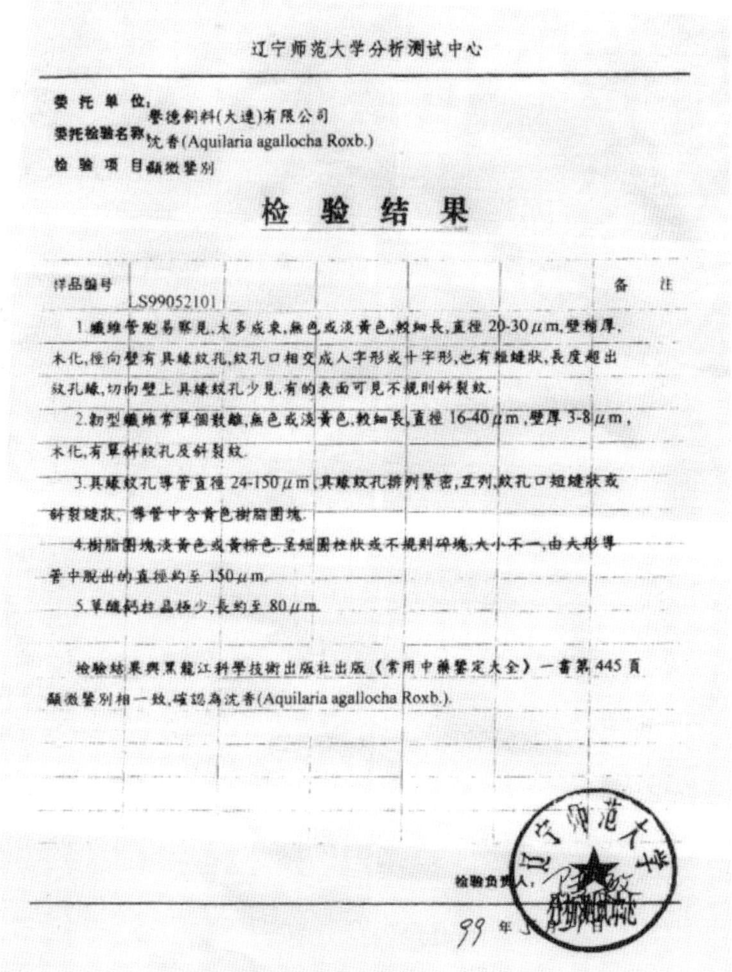
辽宁师范大学分析测试中心

委托单位：攀德飼料(大連)有限公司
委托检验名称：沈香(Aquilaria agallocha Roxb.)
检验项目：顯微鑒别

检验结果

样品编号 LS99052101　　备注

1.纖維管胞易察見,大多成束,無色或淡黄色,較細長,直徑 20-30μm,壁稍厚,木化,徑向壁有具緣紋孔,紋孔口相交成人字形或十字形,也有縫隙狀,長度超出紋孔緣,切向壁上具緣紋孔少見,有的表面可見不規則斜裂紋.

2.韌型纖維常單個散離,無色或淡黄色,較細長,直徑 16-40μm,壁厚 3-8μm,木化,有單斜紋孔及斜裂紋.

3.具緣紋孔導管直徑 24-150μm,具緣紋孔排列緊密,互列,紋孔口短縫狀或斜裂縫狀,導管中含黄色樹脂團塊.

4.樹脂團塊淡黄色或黄棕色,呈短圓柱狀或不規則碎塊,大小不一,由大形導管中脫出的直徑約至 150μm.

5.草酸鈣柱晶極少,長約至 80μm.

检驗結果與黑龍江科學技術出版社出版《常用中藥鑒定大全》一書第 445 頁顯微鑒别相一致,確認為沈香(Aquilaria agallocha Roxb.).

检驗負責人：
99 年

중국 요령사범대학 분석측정 시험센터에서 침향에 관한 섬유관과 세포 등을 현미경으로 표본 검사한 결과 흑룡강과학기술출판사에서 출간한 《상용중약검정대전》 1권 445쪽의 현미경 감별과 일치하였으며 침향(Aquilaria Agallocha Roxb.)임을 확인한 결과 보고서

곤란 등에도 효과가 있다.

또한 침향은 성인병 예방과 중풍증 치료에 주요한 역할을 한다. 혈액을 능히 맑게 하고 막힌 기를 순환시켜 심장이나 뇌의 모세혈관을 강하게 하여 동맥경화, 뇌혈전, 뇌졸중(중풍), 뇌경색, 심근경색, 심장마비, 협심증, 두통 등의 예방은 물론 치료에 효과가 크다.

침향(沈香)은 '가라앉는 향나무'라는 한자 그대로의 의미를 지닌다. 자단과 백단 등의 나무들도 물에 가라앉지만, 침향의 경우엔 원목이 무거워서 가라앉는 게 아니라 수지의 비중이 높아서이다. 침향 수지는 침향목 등의 나무가 병해충, 비바람 등으로부터 자신을 지키기 위해 상처 입은 부분에 분비액을 내보낸 것이 굳어서 만들어진 것이다.

침향의 효능

1 당뇨병 예방

침향에는 망기페린이라는 성분이 함유되어 있다. 망기페린은 폴리페놀의 일종으로 혈당 수치를 조절하는 효능이 있어서 급격한 혈당 증가를 막아준다. 따라서 설탕 분해가 느리게 이루어지므로 혈당치가 급격하게 오르는 것을 억제할 수 있다.

② 장 건강과 디톡스 효과 및 소화기계 질환 개선

침향은 좋은 균에는 영향을 끼치지 않아 장을 건강하게 해주고, 장에서 발생하는 독소인 암모니아나 장 환경을 악화시키는 인돌 성분을 감소시켜서 위염, 과민성 대장염 등의 위장 관련, 소화기계 관련 질환의 개선을 돕는다. 또 장 속의 황색포도상구균과 클로스트리듐 속 세균의 증식 억제 효과가 있다.

③ 혈액순환 개선과 뇌졸중 예방 및 면역력 개선

따뜻한 성질의 침향을 섭취하면 몸이 따뜻해지면서 혈액순환이 원활해진다. 베타 셀리넨 성분을 함유하고 있어서 혈압 관련 질환의 개선에 도움이 되며 어혈 제거 효과가 있어 뇌를 건강하게 유지해 준다. 혈액순환이 잘되면 신진대사가 활발해지므로 떨어진 면역력을 상승시켜 준다.

④ 뇌 건강

침향에 있는 델타 구아이엔 성분은 뇌신경전달물질이 활성화되는데 도움을 주면서 뇌를 건강하게 해주는 효과가 있어서 노년기의 기억력 감퇴 예방과 성장기 청소년에게도 좋은 효과를 기대할 수 있다. 또한 델타 구아이엔은 정유 성분으로 신경 안정과 소화 촉진, 구토 방지, 뇌 진정에 도움이 되어 침향의 효능을 상승시켜 준다.

5 스트레스 해소 및 신경 안정

침향에 있는 아가스피롤이라는 성분은 신경 이완 및 심리적 안정에 도움이 되고 불면증 해소에도 도움이 된다. 그리고 델타 구아이엔 성분은 머리를 맑게 하고 집중력이 향상되는 데 도움을 주면서 심리적인 안정감을 준다.

6 신장 기능 향상

침향에 있는 베타 셀리넨 성분은 신장의 염증 완화 개선에 효과적이고, 유황 성분은 항균작용도 하므로 만성 신부전 등의 신장 질환 개선 효과를 기대할 수 있다. 또한 베타 셀리넨은 구토와 설사, 항산화물질, 혈압과 관계되는 질병에 효과가 있다.

7 눈 건강 개선

침향은 노안을 예방하거나 증상을 늦추는 데 도움을 주는 델타 구아이엔이라는 성분을 함유하고 있다. 따라서 눈의 피로를 개선하고 망막세포 등의 세포 파괴를 막아준다.

8 항암 효과

침향은 쿠쿠르비타신이라는 성분을 함유하고 있는데, 이 성분은 스테로이드의 일종으로 암세포 사멸 효과가 있다.

침향을 주 약재로 한 처방들

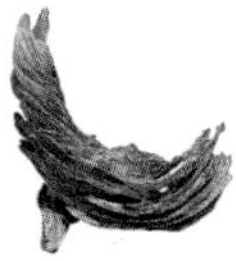

침향은 단방으로도 복용을 하고 향기요법으로 질환을 치료하기도 하지만 한방에서는 복합처방이 때로는 약성의 상호보완 상승작용으로 인하여 훨씬 좋은 효과를 내기도 한다. 약재는 가장 중요한 부분이 실제로 효과가 있느냐, 그리고 부작용 없이 치료되느냐 하는 것이다.

따라서 오랜 임상시험을 거쳐 각 질환과 증상에 따른 처방이 나오게 되는 것이다. 같은 처방이라도 사람에 따라 다를 수가 있으므로 가감이 필요하고 그에 따른 임상 결과도 매우 중요하다.

여기에서는 그동안 침향을 연구한 처방과 임상에서의 사례를 통하여 구체적인 약효를 살펴보려고 한다. 여기에 소개하는 처방은 한의서에 수록된 처방들을 재해석하여 알기 쉽게 풀이하였으며, 그 외에도 각종 질환에 효과적으로 치료된 처방들을 함께 소개하였다.

그러나 약도 일종의 독이며 조제 처방은 항상 신중을 기해야 하는 만큼 여기에서는 약재들을 직접 소개하지는 않겠다. 처방에 따른 증상만을 소개하므로 궁금한 것은 전문 한의사와 상담을 하는 것이 좋겠다. 약도 일종의 독이라고 생각할 때 오용과 남용은 부작용을 부를 수 있기 때문이다.

그동안 많은 환자에게 침향을 투약한 바, 다양한 치료 효과 및 증상의 개선이 있었다. 그러나 그런 자세한 임상 기록은 환자의 사생활과 관계되기도 하므로 이 책에서는 다루지 않기로 한다. 실제로 각 증상에 대하여 그동안 내가 처방하여 효과를 봤던 것들을 위주로 다루었으니 참고하길 바란다.

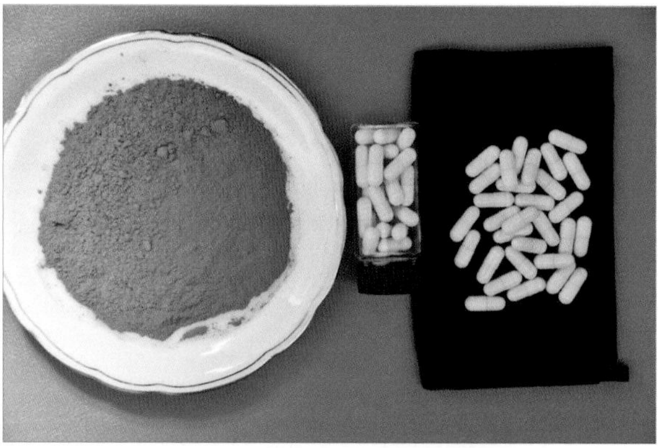

복용하기 좋게 만든 침향 분말 캡슐

증상에 따른 처방

1 침향청심환(沈香淸心丸)

이 처방은 모든 중풍증을 예방하고 치료하는 특효제이다. 근본적으로 혈액을 맑게 하고 심장이나 뇌의 모세혈관을 강하게 하며 혈액순환을 강력히 촉진하면서 막힐 수 있는 것을 풀어준다.

즉, 고혈압, 동맥경화, 뇌혈전, 뇌졸중, 뇌경색증, 두통 등을 예방하고 중풍증인 반신불수, 실어증, 구안와사(안면신경마비) 치료에 주효하다.

2 침향심장환(沈香心臟丸)

울화와 고지혈증에선 콜레스테롤 호르몬이 혈중에 증가하여 심장계 혈관을 약하게 하고 모세혈관이 좁아지거나 막히므로 협심증과 심근경색증이 발생하는데, 일정 기간을 복용하면 예방할 수 있다.

또 협심증이나 심장판막증, 심장신경증에 의한 정충증(怔忡症, 까닭 없는 두려움과 공포로 갑자기 놀란 것 같이 가슴이 울렁거리고 안정되지 못하는 증세), 불안, 초조, 조급증 등을 치료할 수 있다.

3 침향정기환(沈香精氣丸)

이 처방은 정(精)과 기(氣)의 조절 능력이 깨진 것을 조절하고 정신적 과로와 과음에서 오는 간 기능 저하를 보강하며, 신경피로를 해소하여 근본적으로 체력과 정력을 강화해 준다.

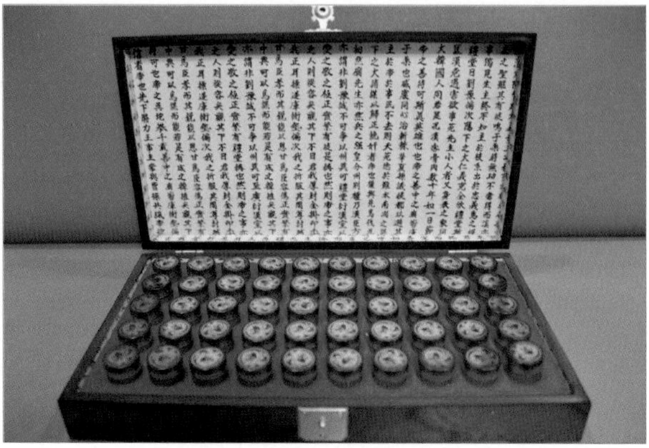

백운당한의원의 백운침향정기환

남성의 경우엔 간 기능 저하, 신기 부족, 신경피로, 정력 부족, 발기 부전과 조루 및 정충 허약, 정수(정액) 부족, 요통, 남성 불임, 상기 두통, 허약체질, 정신 혼란 등에 주효하고, 여성의 경우엔 간 기능 저하, 신기 부족, 정신피로, 여성 호르몬 부족 및 불감증, 기미, 요통, 상기 두통, 질 건조증, 허약체질, 정신 혼란, 갱년기 장애 등에 주효하다.

4 침향여금단(沈香如金丹)

여성 불임증과 자궁 질환에 탁월하고 여성에게 황금과 같다고 해서 '여금단'이다. 불임의 주원인이 되는 자궁 기능 저하, 배란 부진, 여성 호르몬 부족, 자궁 염증, 자궁 냉증, 월경불순, 냉증, 제반 대하증, 난소염, 자궁 비대성 혈행, 대사부진, 불규칙적 배란, 질 건조증, 습관성 유산, 자궁 물혹, 자궁근종 초기증 등의 치료와 개선에 매우 좋다.

5 침향환(沈香丸)

소모성 체질과 영양 부족으로 점점 여위어 갈 때, 소아가 갑자기 빈혈이 심하며 몸이 점점 수척해질 때, 기생충으로 인한 질환이나 만성적인 폐결핵 등에 효과가 좋은 처방이다.

6 침향석곡탕(沈香石斛湯)

날음식이나 차가운 음식을 지나치게 많이 먹거나 몸을 차게 하면 비장에 이상이 발생하였다가 신장으로 전이되어 신적증이 발생할 수 있다. 신적증(腎積症)은 신기(腎氣)나 간기(肝氣)가 치밀어 올라 얼굴빛이 검고 통증이 아랫배에서부터 심하(心下)까지 오는 병증인데 침향을 쓰면 잘 듣는다.

7 침향교태환(沈香交泰丸)

인체의 신진대사를 원활하게 하고 호흡기와 소화 기능을 도와주므로 상하 전체적인 순환을 원활하게 해주는 처방이다.

8 침향목단환(沈香牧丹丸)

여성들이 빈혈로 인하여 생리의 양이 줄어들고 월경이 순조롭지 못하며 불순할 뿐만 아니라 적색 혹은 백색의 대하가 나올 경우에 효과적이다.

여성들은 혈이 허해지기 쉽기 때문에 심기를 자극하면 전신이 이유

없이 아프고 팔다리의 기운이 빠져 나른하고 힘이 없어지는 증상이 생기기 쉽다. 이런 경우 이 처방이 효과적이다.

9 침향산(沈香散)

이 처방은 신기(腎氣)와 장기(腸氣)를 강화시켜 주므로 치아를 단단하게 해줄 뿐만 아니라 모발을 탄탄하게 해준다.

양기가 쇠하면 소변이 쉽게 나오지 않고 느낌이 불쾌하며, 소변을 본 후에도 명확히 끊어지질 않고 찔끔찔끔 지리게 된다. 때로는 소변이 탁하고 기름기 같은 것이 뜨며 간혹 음경 가운데가 약간 통증이 오면서 아랫배가 붓고 갑갑하며 불쾌감 때문에 시원하지가 않은 증상에도 효과가 있다.

또한 위 십이지궤양이나 위장염으로 구토를 하고 설사를 해대거나, 복막염으로 숨이 가빠지면서 식욕이 떨어질 때도 효과적이다. 뿐만 아니라 신장 기능이 상하거나 원활하지 못하여 다리가 퉁퉁 붓고 팔다리가 자근자근 아프며 관절염으로 인하여 통증과 함께 무릎과 다리가 붓거나 제반 신경통으로 인한 통증에도 작용한다.

10 침향화기환(沈香化氣丸)

오장육부의 기가 순조롭게 풀리지 않고 쌓이거나 체하여 막힌 것을 풀어줄 뿐 아니라 울화로 가슴과 복부에 통증이 있을 경우에 효과가 있다. 소화 기능을 조절하며 전염성 장 질환과 식중독으로 체내에 좋지 못한 악기(惡氣)가 쌓이는 것을 막아주며 차 등의 음료를 지나치게 많이 마셔 몸에 부종이 오는 경우에 효과가 있다.

또 넘어지거나 상처로 인한 파상풍과 타박상으로 인한 어혈증, 그리고 가축에게 물리거나 이로 인하여 감염된 제반 독을 풀어주기도 한다. 가슴 위에 가래가 차서 숨이 차며 신물이 넘어오고 답답하며 통증이 있는 증상에도 효과가 있다.

11 **침향승강산**(沈香升降散)

이 처방은 스트레스, 울화 또는 정신적 과로 때문에 기(氣)가 정체되어 상하로 제대로 순환되지 않아 옆구리가 결리고 쑤시면서 통증이 오는 증상을 풀어준다. 또 식도 부위나 십이지장의 통증, 위염 등으로 항상 속이 답답한 증상도 치료한다.

12 **침향천마탕**(沈香天麻湯), **침향천마환**(沈香天麻丸)

소아의 급성 간질 증상으로 발작을 하면서 사지가 꼬이고 입속에서 담이 끓어오르면서 호흡이 곤란해지며 눈이 하얗게 돌아가면서 목과 등허리가 뻣뻣해지는 증상, 그리고 기도에 담이 차서 그렁그렁 소리를 낼 때 효과가 있다.

13 **침향화중환**(沈香和中丸)

평소 신경성 만성 위염이나 위무력증, 위하수증 등으로 고생하는 사람들에게 효과적인 처방이다.

14 침향강기산(沈香降氣散)

늙고 쇠약하여 풍습마비(風濕痲痺)의 병을 앓았던 고려시대 문종 임금에게 썼던 처방으로《고려사》에도 등장하는 처방이다. 문종의 치료약을 위해 송나라 황제에게 서신을 보내자 송나라 황제가 신농의 백약품과 침향을 보내주었다. 이에 침향을 주 약재로 만들어진 처방이 침향강기산이다.

고지질 또는 콜레스테롤 호르몬의 수치가 높게 되면 혈관이 막히거나 좁아져 기혈이 통하지 못하여 고혈압과 동맥경화를 불러오는데, 이 처방은 상하의 기혈의 조절을 순조롭게 통하게 한다. 즉, 기가 막힌 것과 어느 한 부분에서 울체된 상태를 풀어 통하게 해주므로 심장과 뇌의 모세혈관에 혈액의 공급을 원활하게 한다.

뿐만 아니라 위 내의 담이 가슴 밑으로 정체가 되어 맥이 가늘어지고 기운이 떨어지면 상복부 전체가 답답하므로 호흡이 가빠지고 결국은 위염을 동반하며 신물이 넘어와 토하게 되는 증상에도 효과적이다.

여성의 경우에는 생리불순을 초래하여 하복부가 끊어질 듯 아픈 통증을 느끼게 되는 증상에 효과적으로 사용할 수 있다.

15 침향강기탕(沈香降氣湯)

여성들이 임신 중에 뜨물 같은 액체가 흐르고 유산기를 느끼거나, 태아의 불안정으로 인하여 복통과 함께 가슴에 통증을 느끼게 되는 경우에 사용한다.

16 침향탕(沈香湯)

이 처방은 차고 습한 곳에서 몸을 함부로 하여 차가운 한기가 골수에 들어차 겉으로 보기에 곪거나, 환부에 표시가 나지 않지만 통증이 오는 딱딱한 밤톨 같은 것을 풀어준다. 또 갈증과 열이 나고 사지가 빳빳해지며 바로 누울 수도 없는 경우에 이 처방을 사용한다.

17 침향호박환(沈香琥珀丸)

체내의 수분대사가 부진하여 근육 간에 정체되면 부종이 생기게 된다. 따라서 소변 불통과 함께 혈액순환 역시 정체되면 울혈이 생기게 되고 이로 인하여 하복부에 통증이 오고 복부의 색깔도 변하게 되는데, 이 처방을 사용하면 효과적이다. 또 통증과 함께 호흡곤란을 동반하는 증상에도 효과적이다.

소아의 경우 비경(脾經)에 열이 발생하면 하체가 붓는 증상이 있는데 이때도 효과적이다.

18 침향호박산(沈香琥珀散)

신장 기능이 허하면 방광에 열이 축적되고, 스트레스를 많이 받거나 또는 분노가 많이 쌓이면 신장의 기가 울결(鬱結)된다. 또 소변을 오래 자주 참거나, 지나친 성관계로 피로가 쌓이면 역시 신장에 무리가 간다.

이 처방은 이런 증상들과 소변의 배설이 원활하지 못하여 발생하는 방광염, 세균성 전립선염으로 시원스럽게 소변을 보지 못하는 증상, 잔뇨감으로 불쾌할 때 사용하면 효과적이다.

19 침향전(沈香煎)

비장은 습하거나 냉하면 기능에 이상이 발생한다. 이때는 비장종대(脾臟腫大, 비장의 크기가 정상보다 커진 상태)가 되고, 음식을 아무리 잘 먹어도 얼굴이 누렇고 몸이 수척해지며 위장 부위에 통증이 생길 뿐 아니라 팔다리가 나른하며 무력감을 느끼게 되는데, 이 처방을 사용하면 효과적이다.

20 침향전환(沈香煎丸)

여성들의 생리 이상은 대부분 몸을 차게 하여 냉하기 때문에 발생한다. 이 처방은 여성들의 생리 기능을 따뜻하게 하여 월경을 순조롭게 할 뿐 아니라 자궁 기능 이상이나 자궁염증, 생리통 등을 다스리며, 혈액순환과 신진대사를 촉진시킨다.

21 침향음(沈香飮)

급성 위염이나 장염으로 구토와 설사를 하게 되면 비장과 위의 기능이 약해지고 따라서 정신이 몽롱하고 혼미해지는데, 이 처방을 사용하면 효과적이다. 또 몸이 나른하고 번열이 심하여 밤에 땀이 많이 나는 증상, 음식을 조금만 먹어도 소화가 안 될 뿐 아니라 심할 경우 음식 얘기만 들어도 구토가 나는 증상에 사용한다.

22 침향타담환(沈香墮痰丸)

이 처방은 만성 위염과 위무력증으로 소화가 잘 안 되어 식도에까지 이상을 느끼고, 위 내에 담이 성하고 머리와 눈이 멍하며 어지러움을 느끼면서 속이 메스껍고 구역질이 나며 가슴은 답답하고 기분이 좋지 않을 때 사용한다.

23 침향자석환(沈香磁石丸)

정신적으로 과로를 하거나 심하게 긴장을 하면 상체 쪽은 열하며 하체 쪽은 냉하게 된다. 즉, 상체는 기능이 항진된 상태가 되지만 하체는 기능이 저하되는 것이다.

또 상부의 기능이 항진되기 때문에 기와 혈이 몰려 뇌신경의 순환을 막아 시계(視界)에 이상을 주게 되므로 어지럽거나 물질이 겹쳐 보이기도 한다. 또 귀 신경에도 영향을 주므로 이명이 발생하거나 잘 들리지 않게 된다.

흔히 열을 받는다든가 심하게 화가 나는 경우 어지럽고 착시현상과 함께 아무 말도 들리지 않는다고 하는 경우가 있다. 이런 증상에 효과적인 처방이다.

24 침향도기탕(沈香導氣湯)

장시간 냉하고 습한 곳에 노출되면 습(濕)과 열(熱)이 서로 상박(相搏)하기 때문에 다리부터 시작하여 전신에 통증이 발생하게 된다. 때로는 열과 함께 두통이 오고 사지와 전신이 뻣뻣해지며 심할 경우 하복부에 통증이 전이되어 붓고, 통증이 심해도 초기에는 그 감각을 모르는 경우가 있는데, 이 처방을 사용하면 효과적이다. 또 변비를 동반하며 소변이 시원치 않은 증상에도 효과적이다.

25 침향빈랑환(沈香檳榔丸)

이 처방은 소화기 계통의 기능을 높여주므로 위염, 위궤양, 위경련 등을 능히 다스린다. 비위를 조화시켜 위무력증을 다스리면서 소화를 돕기 때문에 머리가 맑아지고 답답한 가슴이 열리며 안색이 밝아지고 조화롭게 된다. 또 근육을 튼튼하게 하고 누렇게 뜬 얼굴에 윤기를 주며 영양실조의 어린이들을 건강하게 한다.

26 침향국(沈香麴)

간과 근육은 서로 상생의 관계에 있다. 때문에 간이 좋지 못하면 근육에 표시가 나타나는 것이다. 울화간상이라 하여 스트레스를 많이 받으면 화기가 간에 울체되어 근육이 경직되게 된다.

이 처방은 이런 것을 풀어줄 뿐 아니라 간의 울기를 해소하여 소화 기능의 조화를 이루게 한다. 그러므로 간과 위의 부조화로 인하여 가슴이 답답하고 복부가 붓고 아프며 구토를 하는 증상도 치료하며 위산과다에도 효과가 있다.

27 침향별갑단(沈香鱉甲丹)

조열(潮熱), 즉 때때로 일정하게 열이 나면서 밤에 땀이 많이 나는 것은 모두 신경쇠약이나 폐 기능이 약할 때 생기는 증상이다.

조열에도 여러 가지 종류가 있다. 낮에만 발생하는 경우와 오전 혹은 오후에만 발생하는 경우, 그리고 오전 오후 가리지 않고 발생하는 경우, 원기 부족으로 땀이 많이 나거나 땀이 전혀 나지 않는 경우가 있는가 하면, 혈허(血虛)와 함께 땀이 나거나 그렇지 않은 경우, 기와 혈이 모두 허하여 열이 나고 땀을 동반하는 조열 등이 있는데, 이 처방은 모두 효과가 있다.

또 혈이 허하고 화가 동하여 신경쇠약이나 폐 기능이 약해져서 잠잘 때만 땀이 나는 증상을 다스린다.

28 침향별갑산(沈香鱉甲散)

미혼 여성의 심한 생리불순과 생리통에 효과가 있으며, 위 내에 가래가 정체되어 머리가 어지럽고, 마음이 번거롭고 답답하며 입맛이 없어 식사를 거의 하지 못하며 몸이 무겁고 나른한 증상을 치료한다.

29 침향계부환(沈香桂附丸)

이 처방은 원기 부족으로 비장과 위장의 기능이 무력하므로 기가 허하고 냉해져서 적이 생기고 명치 밑에서 옆구리까지 아프며 포만감이 느껴질 뿐 아니라 어지럽고 사지에 힘이 없으며 차가운 증상을 풀어준다. 또한 요통으로 허리를 구부릴 때마다 힘이 들며 특히 하초(下焦)가 허하고 냉하여 성기능이 약해지며 고환에 발생하는 다음의 7가지 병증을 치유한다.

첫째, 고환에 염증이 생겨 단단하게 뭉치고 음경이 발기되지 않는 증상.

둘째, 고환이 붓고 아프며, 낭습(땀)이 심하며 가렵고 심하면 누런 액이 흐르는 증상.

셋째, 음경이 붓고 농액이 흐르는 증상(요도염).

넷째, 아랫배가 뻣뻣해지며 아픈 증상, 즉 성욕이 발동하는 데도 정액을 배설하지 않아 이 정액이 뭉쳐서 생기는 증상.

다섯째, 울분(분노)을 참아서 기가 울체된 증상, 즉 허리에서 통증이 시작하여 고환까지 통증이 이어지게 된다.

여섯째, 자리에 누우면 하복부가 아프고 일어서면 음낭 쪽으로 아픈 증상. 이 증상은 주로 찬 곳에 있어서 한기와 습기가 침입하여 발생한다.

일곱째, 여성의 성기나 남성의 음낭이 크게 붓기는 하나, 아프거나 가렵지는 않은 증상. 주로 습한 곳에 오래 앉아 있어서 발병한다.

30 심한 변비일 때

앞의 침향의 효능에서도 보았듯이 침향이 가장 빠른 치유 효과를 나타내는 질환은 뭐니 뭐니 해도 변비 치료라고 할 수 있다. 숙변 제거 및 장내 청소를 겸하여 설사를 하는데, 설사 때 생기는 흔한 탈수 현상이 없으며 기운이 빠지지 않고 오히려 몸이 가벼워진다. 이런 특징으로 인해 다른 부작용 없이 변비를 해소한다.

또 위나 장내의 상처 부분에 대한 치료 작용이 함께 하므로 1석 2조의 효과를 볼 수 있다.

용법 용량 및 주의사항

침향은 단방으로 복용할 수도 있지만, 한방에서는 다른 약재와 함께 처방하기도 한다. 모든 약이 그러하듯이 신비한 약효를 가진 침향이라 할지라도 반드시 전문 한의사의 진단, 처방, 지시를 따라야 한다.

사람에 따라 용량이 조금씩 차이가 날 수도 있지만 보통 내복 시 0.5~1돈(1.875~3.75g)을 달여서 복용하거나 즙액이나 산제, 환제로 해서 쓴다고 하였다. 그러나 가루로 직접 복용할 때는 이 양은 너무 많다. 때문에 현재 복용의 편리성을 위하여 가루로 만들어 캡슐에 담는데 보통 0.1~0.15g 정도가 하루분으로 적당하다.

여러 가지 문헌과 이야기 등에서 보아도 침향이 영약임은 두말할 것도 없다. 그리고 그 효과마저도 신묘하기 이를 데 없다. 실제로 침향을 복용해 본 사람들의 이야기들을 종합해 보면 맨 처음 오는 명현 현상부터 신기한 부분이 여러 가지가 있다.

가장 대표적인 것이 장내의 청소로 인한 설사인데 체질과 체격 등을 불문하고 하루에 단 한 캡슐(0.1~0.15g) 정도만을 복용하여도 '반드시'라고 할 만큼 3~4시간 이후에는 복통과 함께 설사가 찾아오게 된다.

이러한 증상은 체내의 악기(惡氣)와 노폐물 제거 과정에서 일어나는데 사람에 따라 3일에서 7일 계속되기도 한다. 이런 증상은 특별한 사람을 제외하고는 거의 모두에게서 일어나는 정상적인 현상이다.

그러나 오랫동안 증상의 개선이나 차이가 없이 복통이 지속되면 복용량을 줄이든지 전문 한의사와 상의를 하는 것이 좋다. 단, 한의서에서 강조하는 주의사항은 몸속에 음기가 줄어들고 화가 왕성한 자와 기가 허하고 아래로 가라앉은 자는 복용을 금하라고 하였다. 그러므로 기가 쇠진하고 체질적으로 화가 많은 사람들은 반드시 전문 한의사와 상의하여 사용하여야 한다.

신장병 치료에도 탁월한 침향의 효능

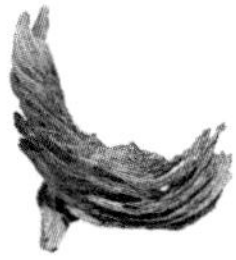

신장은 우리가 흔히 콩팥이라고도 부르는데, 생긴 모양이 마치 강낭콩처럼 생겼다고 해서 붙여진 이름이다. 몸에서 신장이 차지하는 부분은 매우 작지만 다른 어떤 장기보다도 중요하다고 할 수 있다.

무엇보다도 신장은 인류 생존에 있어서 매우 중요한 역할을 해왔다. 양방에서는 신장을 단순히 체내의 수분대사를 조절하고 소변을 조절하는 정도의 선에서 기능적인 면만을 보는 경향이 있지만, 한방에서는 신장 자체만을 따지기보다는 인간의 생식기 전반과 연관하여 다루고 있다.

특히 양쪽의 신장을 똑같은 기능으로 보는 것이 아니라 좌측은 신장이며 우측은 명문(命門)이라 하여 정신과 원기(元氣)가 이곳에서 비롯된다고 보았다. 여성의 경우 포(胞)를 가지고 있어 수태와 출산뿐 아니라 여성 생식기와 관련된 다양한 질환은 물론 나아가 산부인과적 질환까지도 신장 기능과 관련이 있다고 보았으며, 남성의 경우 정(精)을 간직하며 생식능력과 함께 정력 문제와 전립선 질환까지도 신장과 밀접한 관련이 있다고 보았다. 인간의 생존과 근본이 바로 이 신장에 있다고 해도 과언이 아니다.

씨앗으로 신장을 다스리는 근본적인 이유는 모든 식물의 종자는 씨앗이고 인간의 종자는 신장이기 때문에 식물의 종자와 인간의 종자를 접목하는 원리이다. 그래서 인간의 번식은 신장이 없었으면 불가능했다는 정의를 내린 학자도 있다.

그런데 신장에 문제가 생기면 이런 기능들에 하나둘씩 문제가 생기면서 건강에 치명적인 영향을 주고 나아가 생명까지 위협한다. 신장병은 불치라는 이름을 얻을 정도로 까다롭고 치료가 잘 안 되는 질환이다. 가벼운 감기로 신우신염을 앓는다든가 다른 어떤 이유에서라도 일단 신장병이 발병하면 치료가 잘 안 되고 계속 진행되는 특징을 가지고 있다.

특히 신장병이 장기화하면 신장 기능이 망가지면서 어쩔 수 없이 힘든 혈액 투석을 받을 수밖에 없게 된다. 이런 상태에서는 백약이 무효다. 양방에서는 무조건 한약을 먹으면 안 된다는 주장을 펴고 있다. 그러다 보니 쉽게 고칠 수 있는 시기를 놓쳐서 만성 신부전이나 말기 신부전으로 변이되어 투석을 받는 경우가 허다하다.

신장병에 있어서 투석이 과연 최선일까?

신장 기능이 조금이라도 살아 있을 때 혈액 투석을 하게 되면 신부전 환자의 사망 위험이 커진다는 연구 결과가 최근에 나왔다. 미국 컬럼비아 소재 윌리엄 돈 재향군인 메디컬센터의 스티븐 로잔스키 박사는 신부전 초기 단계에서 투석을 시작한 환자가 말기 단계에서 시작한 환자에 비교해 투석 시작 첫해나 다음해에 사망할 위험이 커진다는 연구 결과를 발표하였다.

1996~2006년 사이에 투석을 시작한 8만 1,176명의 자료를 분석한 결과, 투석한 환자 중 첫해에 9%, 그다음 해에 7%가 사망했는데, 사망자 중 신부전 초기 단계에 투석을 시작한 환자가 20%, 말기 단계에 시작한 환자는 7%를 차지했다고 밝혔다.

로잔스키 박사는, 과거에는 환자의 신장 기능이 1~2% 남았을 때 투석을 시작했으나 요즘은 신장 기능이 15% 이상 남아 있는 환자에게도 투석을 권유하고 있는데, 신장 기능이 5% 이상 남아 있는 경우는 투석의 타이밍이 아니라고 말하였다.

서양의학에서의 이런 연구 결과는 투석에 관한 판단 여부와 그 시기에 대해 양방 의사들과 다른 견해를 가지고 있는 한의사로서 매우 반가운 소식이 아닐 수 없다.

12씨앗 치료법과 침향

오장육부는 상생과 상극이 있어 타 장기를 이롭게 하거나 해롭게 하는 생리, 즉 병리학적 메커니즘이 있다. 따라서 내부 장기와 각 장기 간의 연관 관계를 고려하여 처방하므로 부작용 없이 치료 효과를 높이는 장점이 있다.

백운당한의원에서는 13대째 내려오는 신장 질환의 치료법으로 12씨앗인 오미자, 토사자, 구기자, 공사인, 나복자, 천련자, 복분자, 여정실, 차전자, 호마인, 정력자, 연자육을 종류에 따라 비율을 조정하고 각각의 법제 과정을 거쳐 약으로 만들어 쓰고 있다.

그리고 이 12씨앗과 함께 주요하게 쓰고 있는 약재가 침향이다. 약리작용과 효능에 대해서는 앞에서 설명하였듯이 침향은 천하제일의 명약(名藥)이자 영약(靈藥)이다. 그 적응증도 전방위적이어서 심장, 간장, 신장, 비장, 위장까지 우리 몸의 오장육부 어느 곳 하나 그 작용이 미치지 않는 곳이 없다.

나아가 잘 낫지 않기로 악명이 높은 만성 신장병 치료에도 침향은 탁월한 효능을 보인다. 신장 본래의 기능이 점차 상실되는 만성 신부전증 또는 말기 신부전증의 경우 신장 기능의 상실도 문제이지만 그에 따라 몸의 면역력이나 저항력이 크게 저하되는 것이 더 큰 문제이다. 이럴 때 어쩔 수 없이 혈액 투석을 할 수밖에 없는데 이때 침향을 병행 투약하면 면역력이나 저항력을 높여 신장 기능을 회복시키는 약리작용을 상승시킬 수 있다.

임상에서 침향을 썼을 때, 병원 검사상 50~70% 정도 신장 기능이 상실되고 30% 정도밖에 남아 있지 않은 만성 신장병 환자에게 12씨앗요법과 침향을 병행 투약한 결과 치료 효율이 훨씬 더 높게 나타났다. 다만 같은 범위 내라고 하더라도 체질적인 특성에 따라 다소 늦어지는 경우가 있지만 철저한 식이요법을 통하여 관리를 하면서 병행하게 되면 투석을 하지 않고도 현상을 유지하였다.

물론 말기 신부전증 환자 중에서도 신장 기능이 10~15%밖에 남지 않은 환자들의 경우엔 어느 정도 지연되는 경우가 많고, 때론 침향 비율을 파격적으로 높여 처방할 때 의외로 반응이 좋다. 즉, 투석을 면하는가 하면 심지어 투석을 장기간 하는 중에도 비율은 낮지만, 병원 검사에서 투석을 하지 않아도 된다는 결과가 있다. 그러나 일반적으로 완전히 회복하는 확률은 낮다.

물론 병증이 깊은데도 불구하고 치료가 매우 잘된 사례도 있다. 병원에서 장기간 치료를 해온 말기 신장병 환자가 있었다. 노인성 허약체질로 감기를 자주 앓아서 기관지가 나빠졌고, 빈혈이 함께 오면서 상태가 악화하여 투석을 빨리 하지 않으면 위험하다는 진단을 받은 환자였다.

이 환자에게 신장병 치료에 쓰는 12씨앗요법과 침향을 병행하여 9개월 남짓 투약하고 병원에서 검사를 받아보게 한 결과 모든 항목에서 정상으로 나타났다. 흔치 않은 사례이지만 분명한 것은 말기 신부전 치료에 침향을 활용하면 몸의 면역력과 저항력을 높여 신장에 유익하고 회복에 크게 도움이 된다는 사실이다.

병증이 투석에 이를 만큼 심하지 않은 신장병 환자들이 호전된 사례는 일일이 열거할 수 없을 만큼 많다. 침향의 놀라운 효능 덕분이 아닐 수 없다.

신장병 환자의 식품 섭취법과 금기

대체로 칼륨 함량이 높은 음식은 신장 기능을 더욱 악화시키므로 섭취에 신중을 기해야 한다. 특히 생채소와 생과일, 잡곡에는 칼륨이 많이 함유돼 있고 냉성이 강하며 생독이 있으므로 반드시 주의해야 한다. 전혀 먹지 않을 수는 없으므로 가공 또는 조리하여 섭취하도록 한다.

1. 생채소는 삶아서 먹는다. 삶은 채소에 참기름과 식초를 혼합하여 먹으면 더 좋다.
2. 생선류를 먹을 때엔 생선회와 등푸른 생선은 피하고 백색, 적색, 회색의 생선은 익혀서 먹는다.
3. 육류는 살코기를 적은 양으로 잘 다져서 골프공 정도의 크기로 주 2회 정도 섭취하고, 닭고기와 오리고기는 껍질을 제거하고 사용한다.
4. 토마토는 익혀서 먹는다. 올리브 오일을 사용하면 더욱 좋다. 단, 신장병 환자에게 생토마토는 금물이다.
5. 과일류는 잼이나 통조림 과일 등이 좋다. 단, 당뇨병 환자는 당분

때문에 좋지 않으며, 생과일의 경우엔 아주 적은 양을 먹어야 하며 매실류는 무방하다.

6. 밥을 지을 때는 쌀을 위주로 하는데, 검은콩 몇 알을 섞는 것은 무방하다. 평소에 식사는 소식을 한다.
7. 해조류 중 생김은 칼륨 함량이 높기 때문에 반드시 참기름을 발라 구워 먹는다. 다시마는 끓여서 다시마 물을 이용하되 건더기는 버린다.
8. 식초를 가급적 많이 이용한다. 오이, 고추, 마늘, 양파 등을 식초에 절인 다음 먹으면 좋다.

2장

역사 속 침향과 침향의 대중화

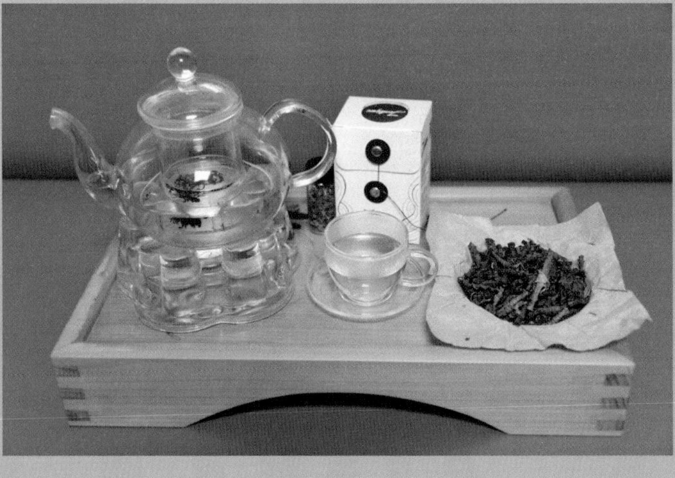

기독교와 성경에서의 침향

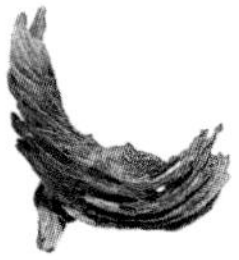

이제 침향이 어떤 약인가 하는 것은 자세히 알게 되었으리라 생각한다. 물론 침향이 아니더라도 이 지구상에는 조물주께서 인간들에게 선물로 준 수많은 약재가 있다. 그러나 침향이 산삼, 석청 등과 함께 몇 안 되는 영약으로 꼽히는 데는 나름대로 이유가 있다.

향을 이용하기 시작한 것은 인간이 농경 목축을 시작하면서라고 볼 때 그 시기는 기원전 약 4000년 정도라고 생각할 수 있다. 물론 감각을 가진 인간의 지능이 도구를 이용하고 정착 생활을 하며 부족과 무리를 이루어 하나의 사회를 형성할 때는 이미 오감을 통하여 의식주에 향이 함께했으리라 짐작하면 역사는 더 오래전으로 거슬러 올라갈 것이다.

침향 역시 성서의 구약에 나타난 점으로 미루어 최소한 기원전 3000년 이상의 역사를 지녔을 것으로 추정된다. 성서의 여러 곳에 침향에 관한 이야기가 나타나는데 그중 단편으로 침향의 역사를 알 수 있는 부분은 구약의 민수기 편에 있다.

> 브올의 아들 발람이 말하며 눈을 감았던 자가 말하며 하나님의 말씀을 듣는 자, 전능자의 이상을 보는 자, 엎드려서 눈을 뜬 자가 말하기를 야곱이여 네 장막이, 이스라엘이여 네 거처가 어찌 그리 아름다운고. 그 벌어짐이 골짜기 같고 강가의 동산 같으며 여호와께서 심으신 침향목들 같고 물가의 백향목들 같도다. 그 통에서는 물이 넘치겠고 그 종자는 많은 물가에 있으리로다. 그 왕이 아각보다 높으니 그 나라가 진흥하리로다(구약 : 민수기 24장 3~7절).

하나님께서 천지를 창조하실 때 수많은 동물과 식물, 그리고 마지막에 인간을 함께 만드셨다. 민수기의 내용대로라면 이미 여호와께서 천지를 창조하실 때 침향나무도 함께 만드셨다는 말이다. 때문에 인간보다 먼저 이 세상에 나왔으므로 인간이 침향의 존재를 알게 된 것도 이미 그만큼 오래되었다고 추측할 수 있다.

민수기의 역사적 배경이 고대 이집트 왕조가 번성하던 시기이므로 기원전 2500년경 정도라고 볼 때 이미 그 이전 인류의 생활 형태가 집단을 이루기 시작하면서 신에 대한 예우로 좋은 제물과 좋은 향을 올렸을 것이다. 또 집단의 대표자는 신과의 소통을 대리하는 권력의 소유자인 만큼 임금으로의 최대의 예우를 받았으리라.

따라서 그들이 올리는 제사는 그만큼 정갈하고 고귀하며 신성한 것

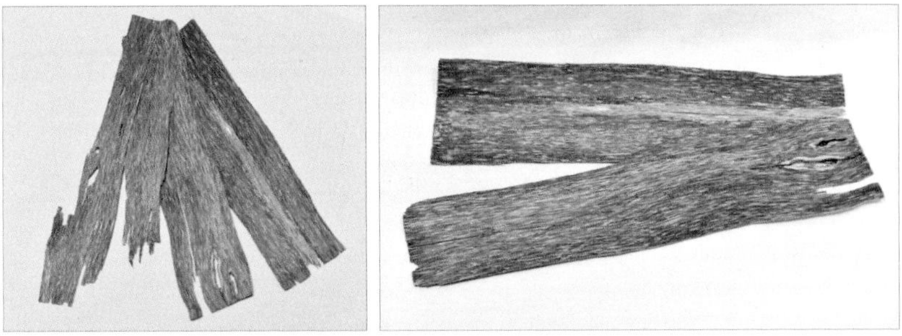

조각으로 잘라 피울 수 있게 한 침향 편

이었다. 그 한자리에 침향이 있었던 것이다.

성경뿐 아니라 불경 등 여러 곳에서도 침향이 등장하고 있다. 이것은 침향이 어느 특정 종교에서만 사용했던 것이 아니고 종교를 초월하여 범사회적으로 쓰였던 것으로 생각할 수가 있다.

그러나 침향이 그리 흔하지 않았고 오묘한 향과 약효는 더욱 침향을 귀하고 신성한 제물로 여기기에 이르렀기 때문에 국가의 최고 권력자나 귀족들만이 제한적으로 사용하였으며 이는 또 당연히 신에게 바치는 최고의 공양과 제물이 되기에 충분하였을 것이다. 일본의 경우 진짜 침향의 대부분이 일본 왕궁과 함께 사찰에 바쳐져 있고, 그밖의 나라에서도 대부분이 종교의식에 사용되었다는 것을 알 수 있다.

성경에 등장하는 침향에 관한 이야기는 구약과 신약 모두에 기록되어 있는데, 여기에서 알 수 있는 것은 크게 다음의 4가지 정도로 나눌 수 있다.

첫째, 침향의 역사성

둘째, 침향의 귀함

셋째, 미약(媚藥)향으로서 침향의 쓰임

넷째, 침향의 약효

첫째, 침향의 역사성은 앞에서도 다루었듯이 민수기 24장의 내용처럼 침향이 여호와께서 심으신 나무, 즉 창세기에 여호와에 의해 직접 창조된 피조물임을 알 수 있다.

> 야곱이여 네 장막이, 이스라엘이여 네 거처가 어찌 그리 아름다운고. 그 벌어짐이 골짜기 같고 강가의 동산 같으며 여호와께서 심으신 침향목들 같고 물가의 백향목들 같도다(구약 : 민수기 24장 5~6절).

구태여 여호와께서 심으신 침향목이라고 말한 것으로 미루어 우리는 그 기원을 짐작할 수 있다. 때문에 민수기에 기록된 내용은 침향의 역사를 간접적으로 암시함과 동시에 그 고귀함을 표현한 것이리라.

둘째, 침향이 귀하게 쓰였다는 것은 굳이 성경이 아니더라도 수없이 많이 볼 수 있다. 특히 침향이 비싸게 거래되었다는 것도 성경을 통하여 충분히 추측할 수가 있다. 침향의 고귀함을 엿볼 수 있는 부분은 시편 45편에 있다.

하나님이여 주의 보좌가 영영하며 주의 나라의 홀은 공평한 홀이니이다. 왕의 정의를 사랑하고 악을 미워하시니 그러므로 하나님 곧 왕의 하나님이 즐거움의 기름으로 왕에게 부어 왕의 동류보다 승하게 하셨나이다. 왕의 모든 옷은 침향과 몰약과 육계의 향기가 있으며 상아궁에서 나오는 현악은 왕을 즐겁게 하도다(시편 45편 6~8절).

왕의 옷은 최고의 옷이다. 최고의 옷에서 침향의 향기가 있다고 노래하고 있다. 또 하나 재미있는 것은 한방의 침향 처방에 육계(肉桂)가 함께하는 처방이 다수 있음을 볼 때 앞의 성경 구절은 상당한 의미를 가졌다고 할 수 있다.

나의 누이, 나의 신부는 잠근 동산이요 덮은 우물이요 봉한샘이로구나. 네게서 나는 것은 석류나무와 각종 아름다운 과수와 고벨화와 나도초와 나도와 번홍화와 창포와 계수와 각종 유향목과 침향과 몰약과 모든 귀한 향품이요, 너는 동산의 샘이요 생수의 우물이요 레바논에서부터 흐르는 시내로구나(아가서 4장 12~15절).

이 성경 구절을 따로 해석하지는 않아도 역시 신부를 칭송함에 모든 귀한 것을 거론하고 또 침향이 비유되었다는 것은 그만큼 침향의 귀함을 나타낸 것이 아닐까.

성경에서 침향이 가장 귀하게 쓰인 부분은 뭐니 뭐니 해도 예수 부활에 대한 기록이 있는 요한복음 19장일 것이다.

> 아리마대 사람 요셉이 예수의 제자나 유대인을 두려워하여 숨기고 꺼리더니 그 일 후에 빌라도에게 예수의 시체를 가져가기를 구하매 빌라도가 허락하는지라 이에 가서 예수의 시체를 가져 가니라. 일찍이 예수께 밤에 나아왔던 니고데모가 침향과 몰약을 100근쯤 가지고 온지라……
>
> (요한복음 19장 38절~).

예수가 십자가에 못 박혀 돌아가시고 요셉이 시체를 수습하였다. 그런데 이 대목에서 니고데모라는 사람이 '침향과 몰약이 섞인 향료 100리트라를 가지고 왔다'라고 적고 있다. '리트라'는 로마의 무게 단위로 대략 327g이어서 우리나라에서는 '근'으로 해석하고 있다. 즉, 침향과 몰약 섞은 것 100근을 가져온 것이다.

침향은 당시 엄청나게 비싼 물품이었던 만큼 니고데모의 경제력을 짐작해볼 수 있다. 성경에는 니고데모가 바리새인이었으며 관원이었다고 적고 있다. 또 다른 해석에는 그가 세리(稅吏)이며 돈이 많은 사람이었다고도 한다. 그리고 랍비였다고도 한다.

어려울 때는 어느 세상에서나 드러나지 않고 활동하는 숨은 동지가 있는 법이다. 니고데모는 주위의 눈을 피해 밤에 예수님을 찾아가 말씀을 들었다. 바리새인이며 유대인의 관원으로서 자신보다 어린 예수에게 무엇을 배운다는 것이 매우 어려운 일이었음에도 불구하고 예수를 찾아온 것으로 보아 예수를 그만큼 존경하고 흠모하였다는 것을 알 수 있다.

하지만 제사장과 바리새인 앞에서 적극적으로 예수를 변호하지 못하고, 예수 믿는 것을 당당히 드러내지 못한 것으로 보아 자신의 지위와 대중의 시선을 의식했던 자이다. 그렇지만 예수에 대한 경외감이 지극했던 니고데모는 거액을 들여서 예수의 시신에 쓸 침향과 몰약을 100근이나 가져왔다. 지금으로 따지면, 정부 입장을 따라야 하면서도 반정부 인사를 존경하여 몰래 돕고 있는 공무원으로서의 고뇌와 갈등이 엿보인다.

셋째, 침향은 미약(媚藥)의 역할을 하기도 했다. 이것은 여러 가지 기록에서도 쉽게 유추할 수 있는 재미있는 이야기인데, 성경에서는 의외로 솔직하게 표현하고 있다.

> 그가 거리를 지나 음녀의 골목 모퉁이로 가까이하여 그 집으로 들어가는데 저물 때 황혼 때 깊은 밤 흑암(黑暗) 중에라. 그때에 기생의 옷을 입은 간교한 계집이 그를 맞으니 이 계집은 떠들며 완패하며 그 발이 집에 머물지 아니하여 어떤 때에는 거리, 어떤 때에는 광장 모퉁이, 모퉁이에 서서 사람을 기다리는 자라. 그 계집이 그를 붙잡고 입을 맞추며 부끄러움을 모르는 얼굴로 말하되 내가 화목제를 드려서 서원한 것을 오늘날 갚았노라 이러므로 내가 너를 맞으려고 나와서 네 얼굴을 찾다가 너를 만

났도다. 내 침상에는 화문요와 애굽의 문채 있는 이불을 폈고 침향과 몰약과 계피를 뿌렸노라. 오라 우리가 아침까지 흡족하게 서로 사랑하며 사랑함에 희락하자(잠언 7장 8~19절).

동서고금을 막론하고 옛날부터 아름다운 여인들은 향기가 있었다. 그 향을 위하여 사향(麝香) 주머니를 차거나 향수를 뿌리는 등 많은 노력을 하였다. 침향은 식물성 향이면서도 사향을 대신할 만큼의 효능을 가지고 있다.

침향과 사향은 악기(惡氣)와 사기(邪氣)를 제거하고 냉기를 멈추게 하며 천식을 치료한다. 또 기가 역으로 치받는 것을 내리게 할 뿐 아니라 기의 운행을 도와준다. 신체의 기를 조절하며 몸을 따뜻하게 해준다. 심복통을 치료하며 울체를 풀어주고 오장을 보하며 구역증 등을 제거한다.

이밖에도 기의 순환을 원활하게 함으로써 머리를 맑게 해주며 통풍을 예방해 준다. 특히 침향은 사향보다 더 다양한 효능을 가지고 있으므로 능히 사향에 대처할 수도 있다.

향은 또 이성을 유혹하는 기능이 있다고 밝혀지기도 했다. 그런 만큼 이 구절에서의 침향의 기능은 다분히 남녀의 성관계와 관련이 있다고 하겠다. 단순히 침상에 침향을 뿌리고 장식을 하였다고 기록하였지만, 앞에서 살펴본 바에 의하면 침향은 한의학적으로 신(腎) 기능과 밀접한 관계가 있다. 소위 정력이라고 하는 것 역시 이 신 기능이 강한가 그렇지 못한가라고 해도 과언이 아니다.

때문에 침향의 오묘한 향기는 이성을 유혹하고 침향의 효과는 성적인 능력을 한층 높여주어 밤을 새우며 사랑을 나누기에 부족함이 없는 묘약인 것이다. 성서에 기록된 정력제가 바로 이 침향이 아닐까 하는 재미있는 생각이 전혀 무리가 아닐 것이다.

넷째, 성경은 의학을 다룬 것이 아니기 때문에 침향의 약효를 기록한 것은 아니다. 그러나 침향이 가진 성분을 알게 되면 이야기에 대한 이해가 더해질 것이다.

> 니고데모가 침향과 몰약을 100근쯤 가지고 온지라 이에 예수의 시체를 가져다가 유대인의 장례법대로 그 향품과 함께 세마포로 쌌더라. 예수께서 십자가에 못 박힌 곳에 동산이 있고 동산 안에 아직 사람을 장사한 일이 없는 새 무덤이 있는지라 이날은 유대인의 예비일이요 또 무덤이 가까운 고로 예수를 거기 두니라(요한복음 19장 39~42절).

예수가 돌아가신 후 아리마대 사람인 요셉이 눈치를 보다가 예수의 시체를 가져왔고, 침향과 향품으로 염(殮)하게 된다. 그리고 새로운 무덤에 장사를 지냈다.

그러나 안식일을 지내고 막달라 마리아가 무덤으로 달려갔을 때 예수는 거기 없었고 예수의 주검을 쌌던 마포는 바닥에 있었으며 얼굴을 쌌던 수건은 근처 바위 위에 곱게 개어져 있었다. 예수가 부활한 것이다.

침향은 방부, 방충, 살균 등의 효능이 있는데, 성경 요한복음에 보면 십자가에 못 박혀 돌아가신 예수의 시신을 침향에 싸서 장사지낸 후 3일 만에 다시 부활하였다는 기록이 있는데 침향의 효과와 무관하지 않을 것이다.

니고데모는 공개적으로 예수님을 만나지 못했기 때문에 밤에 만나 말씀을 듣곤 했다. 예수님이 십자가에서 군병의 창에 찔려 절명하고 난 뒤 아리마대 사람인 요셉은 새 무덤에 예수님을 안치시켰다. 그날 밤 니고데모는 침향과 몰약을 100근쯤 가져다가 예수님의 시체를 싸서 장사를 지냈다는 기록이 있는데, 이것이 부활로 이어진다.

예수님의 부활을 놓고 의견이 분분하지만, 창에 찔려 상처를 입은 부분에 침향이 살균과 방부작용을 하였을 거라는 추측을 해볼 수 있다.

앞에서 침향의 성분과 약효에 대해 언급하면서 이집트의 미라에서 침향 등의 약재로 주검을 보존하였다고 하였다. 침향에는 강력한 항균력과 살균, 그리고 항생의 효과가 있다고 했다. 또한 손상된 세포조직을 재생시키는 효능이 있으므로 상처에 작용하는 힘이 강하다.

예수가 죽기 전에 창에 찔린 옆구리의 상처에서 물과 피가 흘렀다고 했다. 물론 성서에 예언된 부활을 부정하는 것이 아니다. 그러나 장사지낼 때 사용한 침향의 효능들이 예수의 상처를 신속하게 회복시켜 주는 작용을 하지는 않았을까?

분명 침향은 예수의 마지막을 함께한 약품이었다. 때문에 침향의 효능은 어떻게든 예수의 부활과 관계가 있다고 믿어보는 것, 그것이 무조건적인 부활론보다는 좀 더 과학적이고 의학적으로 타당한 것이 아닐까 생각해 본다.

불교와 불경 속에서의 침향

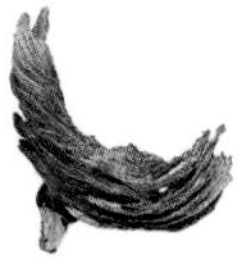

동남아에 침향이 전해진 것은 불교의 전파를 통하여 이루어진 부분이 많다. 고대 인도에서도 신전에 침향을 피워 올렸으며, 불전에 침향을 피워 올리는 것은 부처님에 대한 최고의 공양이라고 했다.

불경의 양이 워낙 많고 또 일반인으로서는 해석이 어려운 부분이 많아 모두 살펴볼 수는 없었지만 몇몇 자료에서 침향은 성경에 나온 것과 별로 다를 바 없다는 것을 쉽게 알 수 있다.

열반에 드신 여래께서 가르침을 펴신 곳에서 중생들은 깨달음을 얻는데 열반에 드신 여래의 사리에 공양하기 위하여 탑을 만들었다. 금은(金銀)과 수정(水晶)은 물론이고 침향으로 탑을 만들어 사리에 공양함으로 깨달음을 얻게 된다고 하였다.

불교에서 특히 향을 피우는 데는 나름대로 커다란 의미가 있다고 한다. 물론 모든 종교에는 기도가 있게 마련이다. 불교 역시 기도를 빼놓을 수 없는데 기도를 할 때는 큰 원을 세워야 한다고 한다. 큰 원이란 개인적 욕망을 버리고 모두가 잘되며 대중과 더불어 깨달음을 이루어 새롭게 살아나가자는 대아(大我)를 말한다.

그 때문에 불교에서는 기도할 때 반드시 향을 사르는데, 이것은 마음을 맑게 하고 정갈하게 한다는 의미를 담고 있다. 향은 자신을 태워 그 향기로움으로 주변의 잡냄새를 없애며 맑고 깨끗한 마음으로 화합하며 더불어 평화로워지려는 의미이다. 향을 사르고 기도하는 것은 마음을 경건히 하여 입지를 굳게 다지고 모든 일을 원만히 성취하여 풍요와 기쁨을 함께하는 것이다.

절에서 드리는 향의 의미는 다섯 가지 정도라고 한다. 그 첫째가 계향(戒香)이며 다음이 정향(丁香), 그리고 혜향(蕙香)과 해탈향(解脫香), 마지막이 해탈지견향(解脫知見香)이다.

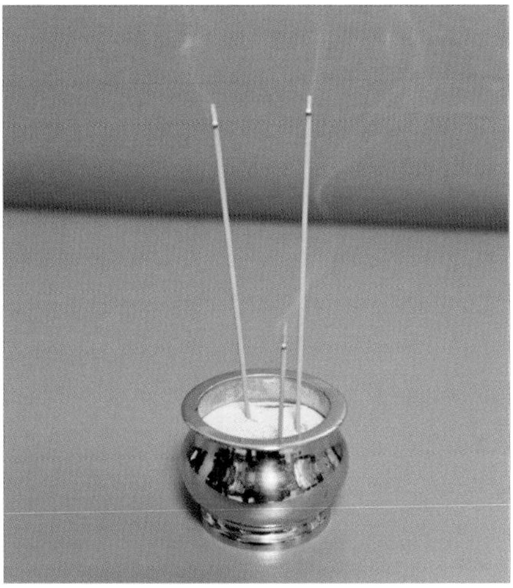
가장 보편적인 침향 선향

해탈지견향은 '몸과 마음을 바르게 하고 마음을 맑고 고요하게 가져 지혜롭게 수행하며 망상과 괴로움에서 벗어나 해탈의 지혜 광명으로 중생을 모두 해탈의 길로 인도하겠다는 큰 원의 의지를 담아 정성스럽게 향을 살라서 온 우주 법계 부

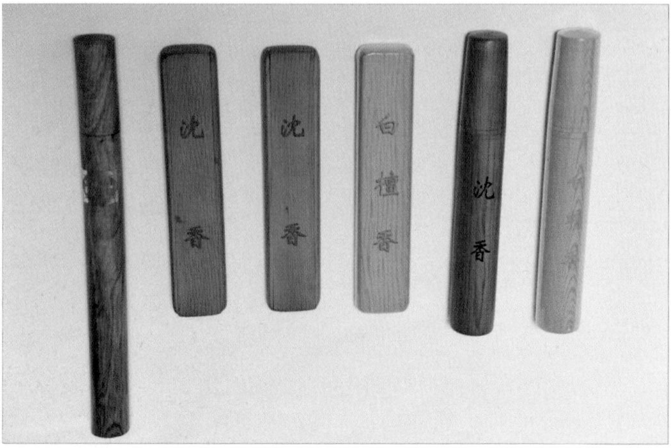

순수 침향은 주위의 향을 수용하기 때문에 포장재는 향이 없는 나무 제품을 사용해야 고유의 향을 유지할 수 있다.

처님께 예배드리며 맹세하는 것'이라고 한다.

물론 이것은 선향(線香)을 피우는 것을 이야기하는 것이며 이것 역시 예외 없이 침향으로 만든 것을 가장 소중하게 여겼다.

세존께서 이 보살들을 위하여 가르침을 이해할 수 있는 기초를 설(說)하시자마자, 하늘에서 만다라바와 대만다라바의 꽃비가 내렸다. 그리고 수천 코티 니유타의 세계에서 보석나무의 밑동에 있는 사자좌에 앉아 있던 수많은 부처님에게도 꽃비가 내렸다. 또 석가여래와 다보여래께서 앉아 계시는 사자좌 위에도 꽃비가 내렸다.

이밖에 하늘에서 전단과 침향가루가 뿌려졌고 하늘 높은 데서 두드리지도 않았는데 기분 좋고 감미롭고 심원한 큰 북소리가 울렸다(법화경(法華

經)의 '분별공덕품' 중).

석가세존의 설법에 따라다니는 아름다운 향이 바로 침향이며 고귀함의 상징이 바로 침향이었다고 할 수 있다. 깨달음의 승리자에게 뿌리는 것이 또한 침향가루였다.

숙왕화여, 그때 일체중생희견보살은 새로운 마음으로 삼매에서 깨어나 이렇게 생각했다.
'신통력의 기적을 보여 세존께 공양한다 하더라도 자기 몸을 바치는 것보다는 못하다.'
숙왕화여, 일체중생희견보살은 그때부터 침향이나 투루슈카, 쿤두루카의 향을 먹고 참파카 기름을 먹었다. 항상 이렇게 하는 사이 12년이 지났다.
숙왕화여, 일체중생희견보살은 12년이 지난 뒤 자기 몸에 천을 두르고 향유에 적신 뒤, 여래와 바른 가르침의 백련이라는 법문을 공양하기 위하여 자신의 몸에 불을 붙였다. 그때 일체중생희견보살의 몸에서 나오는 빛과 불꽃은 80강가 강의 모래알 수와도 같은 여러 세계를 비추었으며 그 세계에서는 80강가 강의 모래알 수와도 같은 부처님들께서 그에게 찬사를 보내셨다(법화경(法華經)의 '약왕보살본사품' 중).

한국 불교 근본 경전 중의 하나인 《능엄경(楞嚴經)》에는 침향에 관한 이러한 내용도 있다.

> 향기를 들여다보건대 본래 있는 것도 아니요 또한 본래 공(空)한 것도 아니다. 연기 중에 있는 것도 아니요 또한 불 가운에 있는 것도 아니다. 올 때는 본래 오는 곳이 없고 사라질 때는 또한 집착하는 바가 전혀 없음이라.

뜻을 이루기 위하여 먹는 것을 가리는 이야기를 많이 들었다. 단군 신화에서 인간이 되기 위하여 100일을 마늘과 쑥을 먹은 웅녀의 이야기도 그런 맥락일 것이다.

그러나 12년간 침향을 먹고 참된 정진을 하므로 드디어 해탈에 이르고 80강가 강의 모래알 수와 같은 여러 세계를 비추었다는 것은 '법사공덕품(法師功德品)'에 침향을 '신들의 냄새'라고 설법한 것과 무관하지 않다고 해석해도 좋을 것이다. 불교에서의 침향의 진가는 불상을 조각

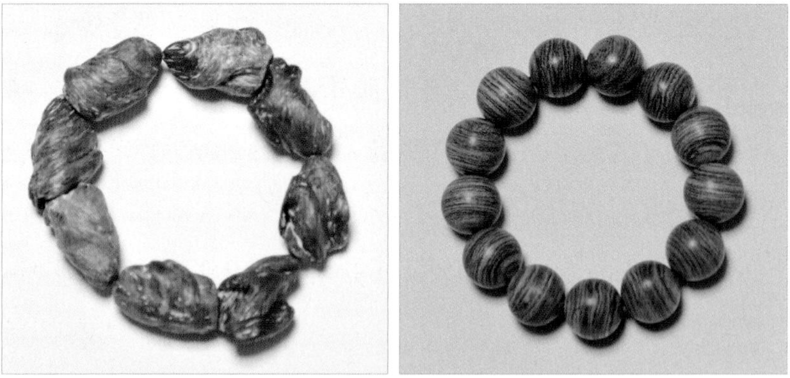

자연 형태를 살린 묵주와 둥글게 깎은 묵주(불교에서는 단주)

하였고, 염주를 만드는 것으로 충분히 알 수가 있다.

최근에는 침향으로 만든 천주교 묵주에 침향이 가진 희소성의 의미가 더해지면서 애용되고 있다.

조선시대 세종 때 편찬하기 시작해 문종 때 완성된 고려시대 역사서인《고려사(高麗史)》에 보면, 의종 5년 기유일에 왕이 목공에게 명령을 내려 침향목으로 관음보살 불상을 조각하여 내전에 두게 하였다고 전한다. 이 외에도 세종 3년 5월 26일 무자일의 기사에 세종이 일본 왕에게 서신을 보내면서 일본에 있는 침향으로 만든 부처를 보내 달라고 요청하고 있다. 이토록 귀하게 여긴 것이 침향이었다.

불교에서는 108가지 번뇌를 상징하는 염주를 만들어 수를 세며 기도한다. 그런데 최고의 염주로 꼽는 것이 바로 침향으로 만든 염주이다. 예로부터 고승들은 평소에 침향 염주를 사용하면서 심령의 평온을 구하고 특히 탁발하면서 위급한 환자를 만나면 침향 염주를 갈아 보시함으로써 생명을 구했다고 한다.

옛날에 세상을 떠돌면서 불법을 전파하는 고매하신 고승이 있었다고 한다. 침향으로 만든 108염주를 가지고 다니다가 난치병 환자나 위급한 환자를 만나면 염주를 한 알씩 떼어서 가루로 만든 후 환자에게 먹여서 병을 고쳐주었다는 전설이 있다.

베트남에서도 비슷한 이야기들이 있다. 오래전에 베트남의 한 지방에서 풍토병이 창궐하여 많은 사람이 죽어가고 있을 때, 구전하는 전설대로 침향 염주를 가진 고승이 나타나서 사람들을 살려낼 거라는 염원을 갖고 있었다고 한다.

지금도 인도나 베트남에서는 스님이 입적하면 다비식을 할 때 침향을 함께 넣는 사례가 많다. 침향의 신비로운 향으로 입적 이후 극락왕생을 기원하는 마음이 담겨 있는 것이다. 침향의 소중함은 사리함(舍利函)에서 단적으로 나타난다. 사리함의 바깥 부분은 금동으로 만들어져 있고 안쪽에는 또다시 옥함(玉函)이 있다. 그런데 이 옥함을 열면 사리가 닿는 부분은 침향으로 되어 있다.

침향 중에서 선향(線香)은 다른 향과는 달라 그을음이 생기지 않는다. 그리고 그 오묘한 향은 밀폐된 공간에서도 부작용을 일으키지 않아 머리가 아프다든가 하는 일이 없다. 그 때문에 일반 향을 쓰면 그을음으로 인하여 불상이 검게 되어 수시로 불상을 닦아주어야 하지만 침향은 전혀 그을음이나 독성이 없어 그런 수고가 필요 없는 것이라고

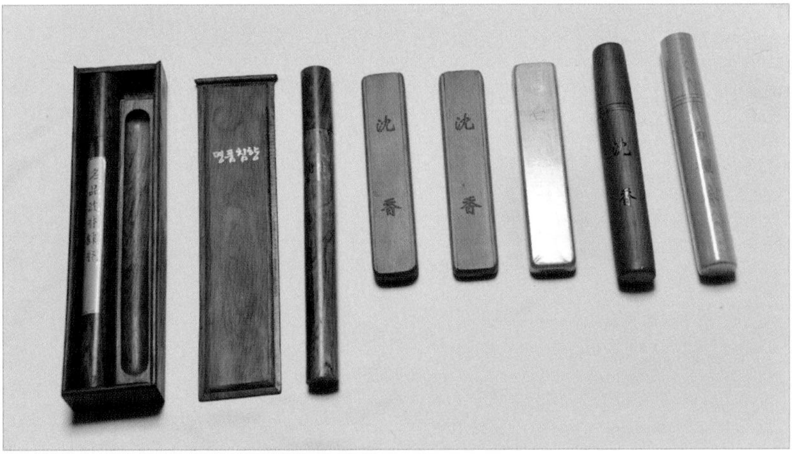

침향을 선향으로 제조한 제품

하여 더욱 귀하게 여겼다.

또 참선 수행 시 침향을 들이마시면 몸 안의 사악한 기를 쫓아내므로 더욱 머리가 맑아지고 정신 집중을 이루어 득도하게 된다는 믿음이 있었다.

한국에서 탄생한 증산도(甑山道)에서도 창시자인 진표율사가 깨달음을 얻는 데에 침향이 등장하고 있으며 해탈의 상징으로도 그려지고 있다. 이처럼 종교마다 어김없이 침향이 등장하여 제몫을 다하고 있는 것은 역사적으로나 은유적으로나 침향이 오묘한 향과 약으로서의 효능이 뛰어남을 뜻하며 더불어 그 희소가치로서도 높이 평가되었음을 알 수 있다.

불교가 동남아 지역에 전파된 이유는 앞에서도 말했듯이 우리도 겪은 바 있는 풍토병과 호열자(虎列刺, 지금의 콜레라) 같은 게 마을에서 한 사람이라도 걸리면 마을 전체가 살아남기 힘들었던 당시 환경의 영향도 있다.

그 당시 사람들에게 소원을 물으면 백이면 백 이구동성으로 스님의 방문이라고 대답했다고 한다. 앞에서 설명한 것처럼 스님이 침향 염주를 갈아 먹여 병을 고쳐줄 수 있을 거라는 믿음을 가지고 있었기 때문이었다. 이처럼 불교가 아시아에서 번성과 중흥하게 된 배경에도 침향과의 연관성을 찾아볼 수 있다.

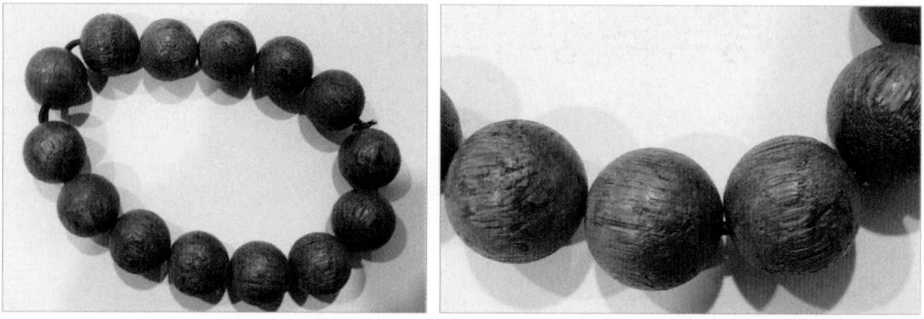

진짜 침향으로 만든 염주는 오랫동안 몸에 지니면 체온에 의해서 수지 부분이 날아가게 된다. 사진은 침향이 발산된 염주의 전체와 부분

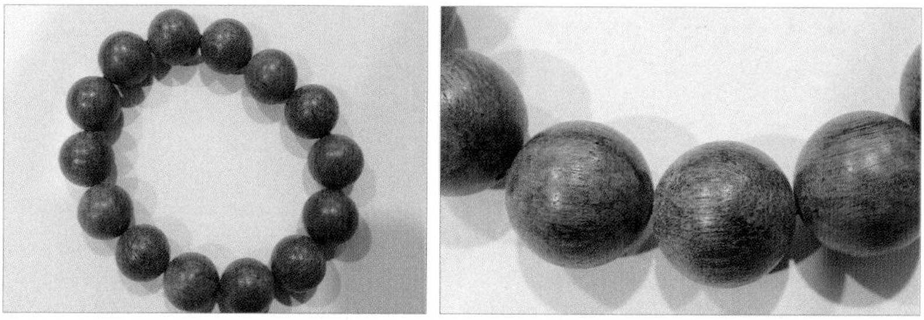

수지 부분이 발산되기 전의 염주 모습(전체와 부분 확대). 온전한 형태를 유지하고 있다.

중국과 중의학에서의 침향

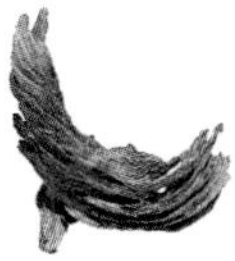

단순히 향으로 썼던 유럽이나 아랍 국가와는 달리 약효까지 알고 사용할 정도로 동양의학이 가장 발달했던 중국은 침향에 대한 이해와 상식에서도 가장 많은 정보를 가지고 있었다. 따라서 중국에서 침향이 알려지기 시작한 시기도 이미 기원전인 요순(堯舜)시대 이전이 아닌가 생각한다.

금(金)나라의 이름난 의학자 이고(李杲)는 그때 이미 침향에 대하여 이런 말을 남기고 있다.

침향은 여러 종류의 기(氣)를 기르는 효능이 있기 때문에 매우 좋다.

'沉香, 能养诸气, 用为使, 最相宜'

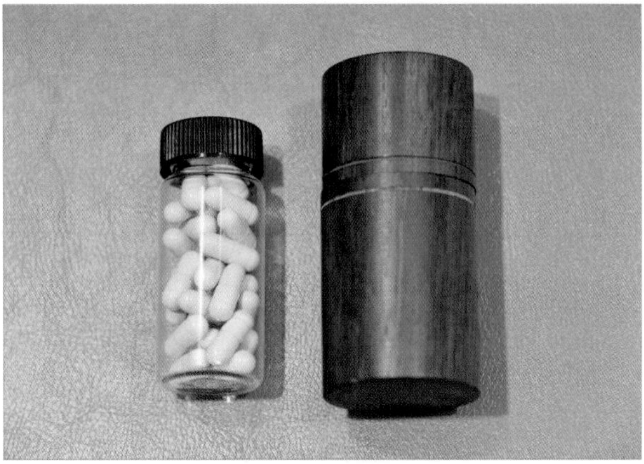

복용을 위한 캡슐제 침향

중국 고서에서의 침향

① 《중약대사전(中藥大辭典)》의 〈뇌공포제약성해(雷公炮製藥性解)〉

침향은 양(陽)에 속하고 성질은 가라앉기 때문에 대부분 몸의 아랫부분 명신(命腎)에 들어가는 데 작용한다. 향제(香劑)의 대부분은 건조하고 혈이 상하는 것을 면하게 하기 때문에 하초가 허한(虛寒)한 환자는 본품을 쓰지 않으면 안 된다.

만약 수장쇠약(水臟衰弱)으로 상화성염(相火盛炎)인 환자가 이것을 오용하면 수(水)는 점점 고(枯)해지고 화(火)는 점점 열(烈)하여져 그 화(禍)는 헤아릴 수 없게 된다. 오늘날 대부분 평화(平和)한 약으로 사람을 손상케 하지 않는 것으로 인정하여 화기(化氣)하는 처방에 자주 사용한다.

'沈香屬陽而性沈. 多功於下部. 命腎之所由入也 然香劑多燥 未免傷血 必下焦虛寒者宜之. 若水臟衰微 相火盛炎者. 誤用則水益 枯而火益烈 禍無慖矣. 今多以爲平和之劑 無損於人 輒用以化氣 基不禍人者幾稀.'

2 《본초경소(本草經疏)》

침향의 기는 향기롭다.《신농본초경(神農本草經)》에서 풍수독종을 치료한다고 하는 것은 풍독(風毒)과 수종(水腫)을 말하는 것이다. 수종이라는 것은 비(脾)가 습(濕)한 것이다. 비(脾)는 습한 것을 꺼리고 건조한 것을 원하기 때문에 매운 향이 비에 들어가서 습한 기운을 건조하게 조절하면 수종은 스스로 소멸된다.

무릇 사악한 기(氣)가 사람에게 들어올 때는 반드시 입과 코로 들어오는데 입과 코는 양명(陽明)의 구멍이기 때문에 양명이 허하면 악기가 쉽게 들어오지만 향기가 좋은 청양(淸陽)의 기를 얻으면 악기는 제거되고 비와 위는 편안해진다. 침향은 냉기(冷氣), 역기(逆氣), 기울(氣鬱), 기결(氣結)을 치료하는 데 특히 중요한 약이다.

'沈香 氣芬芳芥. (本經) 療風水毒腫者. 卽 風毒水腫也 水腫者 脾濕也. 脾惡濕而喜燥. 辛香入脾而燥濕 則水腫自消. 凡邪惡氣之中人. 凡邪恶气之中人. 必從口鼻而入. 口鼻爲陽明之窮. 陽明虛則惡氣易入. 得芬芳淸陽之

氣. 則惡氣除而脾胃安矣. 沈香治冷氣. 逆氣. 氣鬱氣結. 殊爲要藥.'

3 《본초통현(本草通玄)》

침향은 온(溫)하면서 조(燥)하지 않고, 행(行)하면서 설(泄)하지 않고, 비(脾)를 도와 운행(運行)하여 신(腎)에 달하고 화(火)를 인도하여 제자리로 돌아가게 한다. 기가 위로 치밀어 오르는 것을 내리는 효능이 있으나 기(氣)를 파(破)하는 해(害)가 없는 매우 우수한 약이다.

'沈香 溫而不燥. 行而不泄. 扶脾而運行不倦 達腎而導火歸元. 有降氣之功. 無破氣之害. 洵爲良品.'

4 《약품화의(藥品化義)》

침향은 순(純)을 양(陽)으로 승(昇)하게 하고 체(體)는 중(重)하여 침(沈)하게 하고 미(味)는 신(辛)하여 흩어지게 하며 기(氣)가 웅(雄)하여 횡행(橫行)한다. 때문에 천지를 통관하는 효능이 있고 흉배(胸背) 사지의 제옹(諸癰) 및 피부의 부스럼을 치료한다.

또한 향은 장부를 온양하고 위기(衛氣)를 보(保)하고 화(和)한다. 만약 한습(寒濕)이 아랫부분에 체(滯)하여 있는 경우 본품으로 서경약(舒經藥)을 좌(佐)하면 사기(邪氣)를 제거한다. 타박상인 경우 본품을 혈약의 좌로 사용하면 통증을 완화시킨다.

괴이한 모든 병은 본품을 공담약(攻痰藥)의 좌(佐)로 사용하면 강기(降

氣) 안신(安神)하는 효능이 있다. 결국 본품을 사용하면 경락이 소통되고 혈이 기를 따라 행하고 담이 기를 따라 전이해서 통양류(痛痒類)에 속한 것으로 치유되지 않는 것이 없다.

'沈香 純陽而昇. 體重而沈. 味辛走散 氣雄橫行. 故有通天徹地之功. 治胸背四肢諸癰. 及皮膚作. 且香能溫養臟腑. 保和衛氣.

若寒濕滯於下部 以此佐舒經藥 善驅逐邪氣 若跌撲損傷 以此佐和血藥. 能散瘀定通. 若怪異諸病. 以此佐攻痰藥. 能降氣安神 總之 疏通經絡 血隨氣行 痰隨氣轉 凡屬痛 無不悉癒.'

5 《본초술(本草述)》

제향 중 목향이 체기를 조하고 정향이 한기를 료하고 단향이 상초(上焦)의 기를 올려 다스리는 효능이 있지만 침향의 효능을 따르지 못한다. 본품은 또한 제기를 양하고 위기를 보하고 화하며 진기를 강하는 효능이 있다.

목향이 막힌 기를 소통시키지만, 침향이 기울, 기결을 치유하는 것과는 다르다. 정향은 한을 제거하고 식욕을 돋우지만, 침향의 조중, 지냉하는 것과는 다르다. 단향이 청양을 올리지만 침향이 수화를 올리고 내리는 것과는 다르다.

'按諸香如木香之專調滯氣. 丁香之專療寒氣. 檀香之昇理上焦氣 皆不得

如沈香之功能. 言其養諸氣 保和衛氣. 降眞氣也… 木香能疏導滯氣. 而沈之宜於氣結者. 則有不同 ; 木香能昇降滯氣. 而沈之能昇降眞者. 則有不同 ; 丁香能 寒開胃. 而沈之調中止冷者. 則有不同. 檀香能開發清陽. 而沈之昇降水火者. 則有不同.'

6 《본초신편(本草新編)》

침향은 신(腎)을 따뜻하게 하고 심(心)과 통한다. 황련과 육계 또한 심(心)과 신(腎)에 작용하지만 침향을 쓰면 노력과 시간이 절약된다. 그 이유는 침향은 한 가지 약재이면서 양쪽을 모두 치료할 수 있기 때문이다.

심과 신에 모두 작용하게 하려면 침향 1돈을 구워서 쓰면 된다. 물로 갈(磨) 필요 없이 편으로 잘라 가루를 내어 개어서 심과 신의 보약과 함께 복용하면 된다.

'沈香. 溫腎而又通心 用黃連, 肉桂以交心腎者. 不若用沈香更爲省事. 一藥而兩用之也. 但用之以交心腎. 須用之一錢爲妙. 不必水磨. 切片爲末. 調入於心腎補藥中同服可也.'

7 《본경봉원(本經逢原)》

침수향은 전적으로 기를 화하기 때문에 제기가 울결하여 펴지지 못할 때 본품을 쓰면 좋다. 온하면서 조하지 않고 행하면서 설하지 않게 하고 비를 도와 신으로 이르고 화로 되돌아오게 한다.

대장허비, 소변기림 및 담연혈(痰涎血)이 비(脾)에 나가는 것을 다스리는 중요한 약이다. 대개 심복졸통, 곽란중악, 역기천급(逆氣喘急)한 것은 모두 본품을 술로 갈아서 복용하면 좋다. 명문정랭을 보하는 데는 환제로 복용하는 것이 좋다.

곽향, 향부와 함께 사용하면 여러 가지 허열을 치료한다. 정향, 육계와 함께 사용하면 위허(胃虛)와 역(逆)을 치료한다. 자소, 백두구와 함께 사용하면 위 냉구토를 치료한다. 복령, 인삼과 함께 사용하면 심신의 부족을 치료한다. 천초, 육계와 함께 사용하면 명문화쇠(命門火衰)를 치료한다.

광목향(廣木香), 향부와 함께 사용하면 소변을 억지로 참고 방사를 치르거나 소변을 과도하게 참은 탓으로 임신 폐뇨에 이른 증상을 치료한다. 종용, 마인과 함께 사용하면 대장허비를 치료한다.

옛사람이 사마음(四磨飮), 침향화기환(沈香化氣丸), 곤담환(滾痰丸)에 침향을 쓰는 것은 강설(降泄)하는 효능이 있기 때문이다. 침향강기산(沈香降氣散)에 본품을 사용하는 것은 산결(散結), 도기(導氣)하기 때문이다.

흑석환에 본품을 사용하는 것은 이 약이 납기(納氣)하여 제자리로 돌아가게 하는 효능을 취한 것이다. 다만 많이 내리고 적게 오르기 때문에 장기 복용하면 시기무도(矢氣無度) 면황소식(面黃小食) 증상이 나타나고 허증이 백출한다.

'沈水香專於化氣 諸氣鬱結 不伸者宜之 溫而不燥 行而不泄 扶脾達腎 攝火歸原 主大腸虛秘 小便氣淋 及 痰涎血出於脾者. 為之要藥. 凡心腹猝痛亂中惡 氣逆喘急者 宜 酒磨服之 補命門精冷 宜入丸劑.

同藿香, 香附, 治諸虛寒熱. 同丁香, 肉桂 治胃虛 逆. 同紫蘇, 白荳 治胃冷嘔吐. 同茯苓, 人參 治心神不足. 同 川椒, 肉桂 治命門火衰. 同 廣木香, 香附 治 強忍入房 或過忍尿 以致胞轉不通. 同 蓉, 麻仁 治大腸虛秘. 昔人四磨飮 沈香化氣丸 療痰丸用之 取其降泄也, 沈香降氣散用之. 取其散結導氣也 ; 黑錫丸用之 取其納氣歸元也. 但多降小昇 久服每致矢氣無度 面黃少食 虛證百出矣.'

8 《남방본초상(南方本草狀)》

밀향(密香), 침향(沈香), 계골향(鷄骨香), 황숙향(黃熟香), 잔향(棧香), 청계향(靑桂香), 마제향(馬蹄香), 계설향(鷄舌香) 등 8향은 같은 나무에서 얻을 수 있다. 교지(交趾, 하노이)에 밀향수(密香樹)가 있고 나무줄기는 느티나무와 비슷하며, 꽃은 백색으로 무성하고 잎은 귤과 비슷하다.

향을 얻기 위해서는 벌채하여 몇 년 동안 방치한다. 뿌리, 마디, 줄기의 색은 각각 다르다. 목심과 마디가 단단하고 흑색이며 물에 가라앉는 것이 침향이다. 수면에 뜨는 것은 계골향이다. 뿌리에서는 황숙향을 얻는다. 나무줄기에서는 잔향을 얻는다.

세지(細枝)의 단단하고 충실한 것에서는 청계향을 얻는다. 뿌리의 마디가 가볍고 큰 것에서는 마제향을 얻는다. 꽃은 향기가 없지만 결실하면 향기를 뿜어 계설향이 된다. 매우 진기한 나무이다.

9 《본초연의(本草衍義)》

침향은 영남의 제군에서 나며 치해(治海)의 제주(濟州)에서 가장 많이 난다. 오늘날 남은(南恩), 고(高), 보(竇)의 각 주(州)에서는 결향(結香)만을 생산한다.

침향의 양품은 경애 등의 주(州)에서만 생산되며 흔히 각침(角沈)이라고 한다. 황침(黃沈)은 고목에서 얻을 수 있는 것으로 약용에 적합하다. 목피(木皮)에 의해서 결(結)한 것을 청계(靑桂)라고 하며 기는 매우 청(淸)하다.

오랫동안 흙속에 있으면서 캐내기 전에 결(結)한 것을 용린(龍鱗)이라고 한다. 또한 깎으면 저절로 말려들고 씹으면 부드럽고 질긴 것을 황랍침(黃臘沈)이라고 하며 매우 진품이다. 의방 고전에 풍수독종(風水毒腫)을 치료하고 악기(惡氣)를 제거한다고만 설명되어 있는데 그 외에도 치유되지 않는 것은 없다.

오늘날 의사들은 본품을 사용하여 위기(衛氣)를 보호하고 조화시키는 데에 상등 약으로 치고 있다. 아주 미세한 것을 양품으로 써야 한다. 지금까지 사람들은 오약(烏藥)에 가하여 갈아서 복용하여 체기(滯氣)를 흩어지게 한다. 단독으로 쓰면 효능이 약하지만 다른 약과 함께 사용하면 상화 좌약(佐藥)으로 되어 천천히 효과를 얻게 된다. 그러므로 유익할 뿐 손실이 없다. 다른 약으로는 이 처방을 할 수 없다.

남다른 애착, 일본에서의 침향

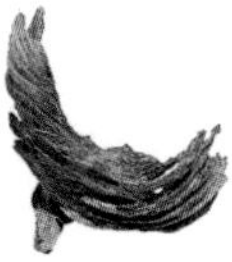

일본에서는 침향에 대한 예우가 다른 나라와는 사뭇 다르다. 오늘날 일본인들이 명품의 명맥을 이어나가는 것을 자랑스럽게 생각하고 몇백 년씩 가업을 이어나가듯이 명품을 대하는 태도 역시 그들은 다른 민족과는 차별성이 있다.

일본에 침향이 전해진 건 595년의 일로 우연히 물에 떠내려온 나무토막이 침향이었다는 기록이 있고, 침향의 존재가 알려진 건 그 이전인 불교의 유입과 함께 봉향이 들어오면서라는 설이 있다.

공식적인 기록으로는, 595년에 침향목이 떠내려오자 무심코 불에 태워 버리려 했던 주민들이 그 오묘한 향에 놀라 왕에게 바치게 되었고, 성덕태자에 의해 침향의 존재가 밝혀졌다는 것이다. 성덕태자는 일본에 불교의 보급을 위하여 많은 노력을 기울인 인물로 기록되어 있다. 불교가 일본에 전래된 것은 이미 그때보다 60년 가까이 앞서 538

년경이라고 한다.

불교에서 가장 중요하게 생각한 것이 봉향(奉香)의식이다. 때문에 불교가 전래되면서 향이 들어가지 않을 수가 없다. 그리고 성덕태자가 침향을 알아본 것 역시 이미 침향을 써 보았기 때문이 아니겠는가. 따라서 일본에 침향이 들어간 것은 적어도 그 수량의 다소를 떠나 불교의 전래시기에 맞추어 538년경일 수 있다.

지금도 일본에는 많은 양의 침향이 있는 것으로 전해지고 있다. 그러나 그 양의 대부분이 일본의 왕궁에 있거나 아니면 유명한 사찰에 있다고 한다. 실제로 일본에는 동대사(東大寺)라는 유명한 사찰이 있는데, 이 사찰에 있는 정창원(正倉院)이라는 건물은 원래 쇼무 천황(聖武天皇)의 유품을 전시하기 위하여 지었다고 한다.

이 건물에는 나라시대의 문화를 알 수 있는 사료가 많이 전시되어 있다. 또한 일본에 전해진 향을 보관하는 일종의 보물창고다. 이 정창원에 길이가 1m 50cm~1m 60cm, 최대 지름이 37.8cm, 무게 11.6kg이나 되는 일본 최고의 침향이 보관되어 있는데, 이 침향의 이름이 '란사대(蘭奢待)'이다. 지금은 이 절에 헌상(獻上)될 때보다 작아졌다고 한다.

그 이유는 역대에 일본의 천황이나 장군들이 나라에 큰 공을 세우면 상으로 이 침향을 잘라주었기 때문이라고 한다. 이 침향을 하사받은 사람 중에는 '아시카가 요시마사'와 '오다 노부나가'가 있는가 하면 유신으로 유명한 '메이지 천황'도 포함되어 있다.

'란사대(蘭奢待)'라는 이름은 이 침향이 동대사에 헌상되고 난 후 '아시카가 요시미츠' 시대에 붙여진 것인데, '사납고 오만한 무사는 반드시 가지고 싶어 한다'라는 뜻이라고 한다. 또 다른 해석으로는 란(蘭)이라는 글자 속에는 동(東)자가, 사(奢)자에는 대(大)가, 대(待)자에는 사(寺)자가 들어 있어 이 글자들을 합치면 동대사(東大寺)가 되기 때문에 이 침향 자체를 동대사(東大寺)라고 부르기도 했다는 것이다.

이 '란사대'의 유래에는 중국의 오나라에서 헌상했다는 설과 진언종(眞言宗)의 개조(開祖)인 홍법대사(弘法大師)가 중국에서 가져왔다는 설이 있는데 확실한 것은 알 수가 없다. 일본인들 역시 침향 중에서도 가라(伽羅)라고 불리는 가남향을 최고로 치며 가지고 싶어 하는데, 일본의 막부시대를 연 '도쿠가와 이에야스'의 침향에 대한 애착은 남달랐던 것으로 전해진다.

그중에서도 특히 가라를 좋아했다고 하는데 도쿠가와 이에야스는 에도에서 막부를 만들어 최고의 지위에 오르자 그 권력을 이용하여 각국의 가라를 수집하기 시작하였다. 베트남 국왕을 비롯하여 동남아의 여러 나라 국왕들에게 편지를 보내어 가남향을 구했다고 한다.

도쿠가와 이에야스가 죽은 후 그의 유산으로 엄청난 양의 가남향과 침향이 남겨졌는데 가라가 27관(101kg), 침향이 50관(187kg)으로 모두 300kg 정도가 되었다고 하니 침향에 대한 그의 애착이 어느 정도였는지 짐작이 간다. 더구나 침향이 생산되지 않는 일본에서 다른 나라의 수입품을 이 정도로 가지고 있었다면 애착 이상의 집착이라고도 할 수 있겠다.

도쿠가와 이에야스는 자신에 대한 영웅 신화를 만드는 데 있어서도 침향을 이용할 정도였다. 자신이 애용하는 단도로 돌처럼 딱딱하고 단단한 침향 덩어리를 내리쳐 반으로 잘라냈다는 것인데, 이는 신적인 존재가 아니면 절대 불가능한 이야기이다. 그러나 도쿠가와는 자신이 신적인 존재처럼 막강한 능력이 있음을 과시하기 위해 이런 신화를 만들어냈다.

이밖에도 일본의 호소카와 가문에는 지금도 침향에 대한 유명한 일화가 전해 오고 있다. 일본의 후수미 천황으로부터 '백국(白菊)'이라는 이름을 하사받은 침향을 호소카와 가문에서는 대대로 보관하고 있다고 한다. 이 침향을 호소카와 가문으로 가져오기 위해 두 사람의 무사가 목숨까지 잃었다고 한다.

관영원년(寬永元年)인 1624년에 호소카와 집안에는 '오키츠 야고에몬'과 '요코다 세이베이'라는 가신(家臣)이 있었다. 어느 날 주인인 '호소카와 다다오키'는 이 두 사람을 불러서 이렇게 말했다.

"지금 중국에서 대단히 크고 좋은 가라(가남향)가 나가사키에 들어왔다고 한다. 너희 둘은 이 길로 나가사키에 가서 그걸 구해 오너라."

두 사람은 주인의 명령에 따라 나가사키로 향했다. 이때 센다이에 있는 다테 가문에서도 이 가남향을 구하기 위해 무사들을 나가사키에 보냈다. 이 두 가문이 서로 가라를 차지하기 위하여 경쟁이 붙는 바람에 가격이 엄청나게 올라 버렸다. 값이 폭등하자 호소카와 가문에서 보낸 무사 요코다 세이베이는 함께 간 오키츠 야고에몬에게 "이렇게 값도 비싸고 또 실용성도 없는 것을 굳이 경쟁해서 살 필요가 있겠나. 차라리 포기하자"라고 제안하였다.

그러나 오키즈 야고에몬은 동의하지 않았기 때문에 두 사람은 대립하게 되었다. 그러다가 야고에몬은 세이베이를 죽여 버리고 말았다. 그 후 야고에몬은 다테 가문과의 가격 경쟁에서 이기고 가라를 구입하여 집으로 돌아갔다. 그동안의 일을 주인인 호소카와에게 이야기하고 자신도 배를 갈라 죽겠노라고 말하였다.

그러자 호소카와는 그의 결단을 치하하면서 죽음을 말렸다. 하지만 주인의 칭찬에도 불구하고 야고에몬은 가라를 구하기 위하여 동료를 죽인 자신의 죄를 자책하며 우울한 나날을 보냈다. 그러다가 그 일이 있은 지 3년째 되던 날에 자결하고 말았다. 침향 때문에 두 사람의 무사가 목숨을 잃은 것이다. 이 이야기에서 일본인들의 침향에 대한 집착이 어느 정도인지 알 수 있다.

오늘날도 일본에서는 침향은 그냥 약용으로 구하는 정도가 아니라 부의 축적이며 권위의 상징이라고 한다. 실제로 재벌들의 회장 집에는 많은 양의 침향이 있는데 회사의 조직을 가동하여 사들인다고 한다. 그런데 안타깝게도 그중 많은 양이 가짜일지도 모른다는 소문이 있으며, 가짜로 판명될 경우 침향을 구입한 중역이 해고당한다는 이야기가 있다.

침향에 관한 연구는 일본의 여러 약학대학에서도 활발하게 진행되고 있으며 이미 많은 논문이 발표되었다.

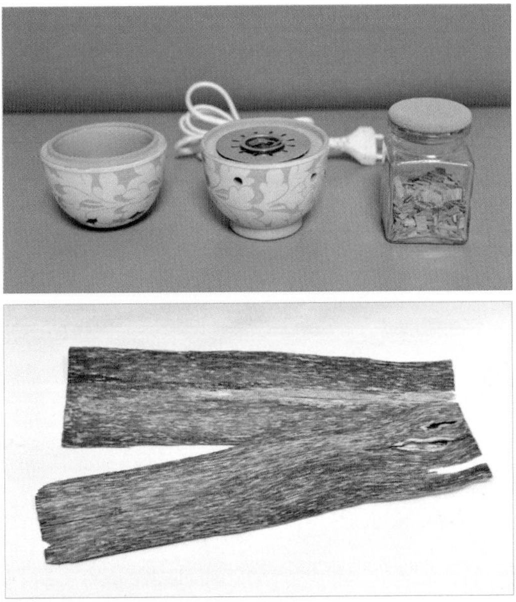

오늘날은 편리하게 훈증기를 이용하여 편향을 피울 수 있다.
아래쪽은 편향

침향을 둘러싼 각 나라의 이야기

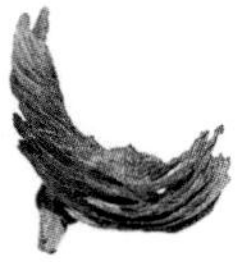

세계 최대의 산유국으로 부자가 된 아랍의 왕족들 사이에서 침향은 부의 상징이며, 명예와 권위의 상징이라고 한다. 지금도 아랍의 왕족들은 세계시장의 침향을 덩어리째로 사들이는 가장 큰 고객 중의 고객이다. 자신의 거처에 침향을 들여놓음으로 기(氣)를 받아들인다고 한다. 그뿐만 아니라 자연 형태의 침향은 예술적 가치가 더해져 재산으로써 한몫하는 것이다.

아랍 왕족들은 귀한 손님을 맞이하면 그들의 거처에서 둥글게 둘러앉아 침향 파티를 연다고 한다. 모두 둘러앉아 저고리를 풀어헤쳐 가슴을 드러내고 있다가 하인이 침향이 타고 있는 향로를 들고 앞으로 가면 그 향을 코로 맡으며 부채질을 하듯 손을 저어 자신의 가슴으로 침향의 연기를 받아들인다고 한다. 침향의 기를 받아들이는 것이다. 물론 고순도의 침향을 복용하기도 한다.

보통 아랍 국가의 왕족들은 여러 명의 아내를 거느리는데 그 절륜의 힘이 침향에서 나오는 건 아닐까 생각된다. 역시 정력은 신(腎) 기능의 문제라고 앞에서 말했듯이 한방적인 측면에서 볼 때는 그 영향이 상당 부분 작용한다고 생각해도 무리가 없을 듯싶다.

지금도 그들은 향을 불로장생의 묘약으로 생각하며 잠들기 전에 향이나 커피를 마시고, 침실에는 침향을 피워 올린다고 한다. 앞에서 설명한 구약 성경의 잠언에 나온 창부(娼婦)의 침상과 통하는 바가 있다. 침향은 이처럼 사랑을 더욱 깊고 강하게 만드는 미약(媚藥)이 되는 것이다.

중국에서의 침향은 이미 수많은 본초학, 임상학 등의 의서에 등장하고 《삼국지연의》에도 등장한다. 앞에서도 얘기했듯 관운장의 죽음에 조조는 최고의 예우로 없어진 관우의 몸을 침향목으로 조각하여 장사를 지내주었고, 손권은 유비의 감정을 달래기 위하여 장비의 목을 침향 상자에 넣어 바쳤다고 한다. 금은보화로 장식한 상자에 담지 않고 침향목 상자에 담아 보낸 것은 그만큼 침향이 더욱 귀했기 때문이었다.

한 가지 재미있는 사실은 공자, 맹자 같은 사상가나 《장자》, 《논어》 등의 사상서에서는 침향에 대한 언급이 전혀 없다는 점이다. 성경이나 불경과는 달리 사상서는 인간의 본연적인 삶과 현실에서의 처세 등을 담고 있으므로 다분히 상징적인 문구의 경전들과는 차이가 있는 것인지도 모른다. 그리고 경전의 경우 신에 관한 이야기 등을 다루면서 신에게 예배드리는 예물로서의 물질을 이야기하였기에 침향이 포함될 수 있었을 거란 추측을 하게 한다.

단 하나 중국의 고전 중에 《세설신어(世說新語)》 〈태치(汰侈)〉편에 중국의 갑부인 석숭(石崇)에 관한 이야기가 나온다. 석숭은 중국의 유명한 부자 중의 한 사람이었는데 성격이 포악하고 고약했던 모양이다. 또 그의 사치가 극에 달하여 '석숭의 사치'라는 말이 있을 정도였다.

석숭은 손님을 초대하면 미녀들이 옆에서 술을 따르게 하였는데 만약에 손님이 술을 마시지 않을 때는 술을 권한 미녀를 죽였으며, 석숭이 화장실 갈 때도 화려한 화장과 옷을 차려입은 10여 명의 여자 종이 시중을 들 정도였다고 한다. 이러한 석숭에게는 당연히 없는 것이 없었고, 세상 모든 것을 다 갖추고 있었는데 그중에 침향즙(沈香汁)도 애용했다고 한다.

세계사에 기록된 최고의 여인들을 이야기할 때 이집트의 클레오파

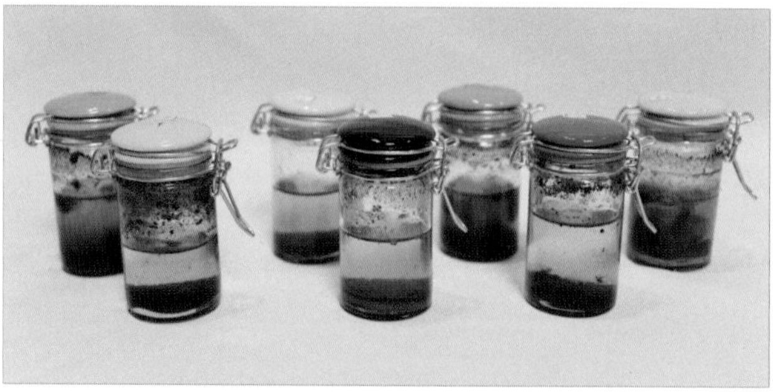

침향을 등급별로 에탄올에 침전한 모습

트라와 중국의 양귀비, 서시 등을 꼽는다. 그들의 공통점은 일상에서 향을 늘 이용하였다는 것이다.

그중 양귀비는 경국지색으로 손꼽히는 중국을 대표하는 미인인데, 그녀가 향에 집착하게 된 사실을 알고 나면 재미있다. 당나라 때의 의상은 옷을 여러 겹 껴입는 형태인 데다가 양귀비는 통통한 편이라서 땀을 많이 흘렸다. 그래서 땀냄새를 없애느라 하루에 여러 번 목욕을 하였다고 한다.

양귀비 일화 중 눈에 띄는 대목은 장신구를 즐겨 착용하던 당시 여성들과 달리 양귀비는 일체의 장신구를 배제한 채 오직 침향만을 목에 걸었다는 것이다. 당시 당 현종의 총애를 받고 있었으니 양귀비 역시 수많은 보석들을 갖고 있었으리라. 그런데도 다른 보석으로 자신을 꾸미는 대신 침향만을 자기 목에 걸었던 것이다. 그런 과감한 선택을 할 수 있었다는 건, 그 오래전에 이미 침향의 특성을 정확하게 간파하고 있었다는 것이다.

침향에서 향이 분출되려면 반드시 열기가 더해져야 한다. 체질상 몸이 따뜻한 소양인에 속했던 양귀비의 체열과 침향 목걸이가 밀착되어 있었으니 자연스레 침향의 수지가 서서히 닳으면서 향이 퍼져 나왔을 것이다. 화려한 보석 목걸이나 반지 등의 다른 장신구를 배제한 채 오로지 침향의 고순도 향만 이용하여 자신의 매력을 부각할 줄 알았던 양귀비야말로 당시 여인 중에서 월등하게 뛰어난 명석한 미인이었던 셈이다. 사랑받아 마땅한, 세계사에 기록될 미인의 자격이 충분하다.

이렇듯 침향은 양귀비의 매력을 극대화하는 매개체였던 만큼 당 현종 역시 양귀비만큼이나 침향을 애용하였다. 두 사람이 사랑을 속삭일 때는 말할 것도 없고, 당 현종은 양귀비가 있는 곳에서는 언제나 침향의 향을 맡았다.

당 현종은 어느 순간부터 침향의 향기를 맡으면 자연스레 양귀비가 연상되었을지도 모른다. 그러니 자신이 몹시 사랑하는 여인의 향을 어디에서나 맡고 싶었을 것이다. 당 현종이 머무르는 곳을 포함하여 당 현종과 양귀비가 시간을 보내는 곳에는 모두 침향을 두었다는 것만 보아도 두 사람이 얼마나 침향에 애착이 있었는지 알 수 있다.

침향은 그렇게 두 사람에게 매혹의 향이자 행복을 주는 향이었다. 당 현종이 침향정(沈香亭)을 지은 것도 그런 뜻을 담고 있다. 양귀비와 자신을 위해 선물처럼 만든 아름답고 화려한 정자가 바로 침향정이었다. 침향정의 정점은 바로 정자 천장에 침향으로 만들어진 조각품이다. 비중 높은 침향의 기를 받아 건강과 아름다움을 유지할 수 있도록 한 당 현종의 지혜가 돋보이는 대목이다.

그 당시 침향은 극히 일부의 특권층만 얻을 수 있는 희귀품이었고, 돌처럼 단단한 침향의 수지 부분을 사람들을 시켜서 조각품으로 만들게 하는 건 그야말로 최고 통치자나 되니까 가능한 일이었다. 당 현종의 무소불위의 지위와 권력이 아니었다면 누구도 하지 못했을 터이다.

침향은 거실이나 집무실, 공부방 같은 곳에 두면 정신과 육체에 좋은 기운을 준다. 일찍이 그걸 간파한 당 현종은 양귀비와 자신의 영원한 사랑을 위하여 침향정까지 만든 것이다. 더운 한여름에는 침향의 향이 더 강했을 테니 정자에서 시간을 많이 보내게 되는 여름날엔 안성맞춤이었을 것이다.

침향이 단지 향으로서만 우수했던 것이 아니고 여러 탁월한 약리작용 중 신장 기능을 향상해 남자의 정력에도 영향을 미친다는 사실이 의학적으로 증명된 오늘날, 양귀비의 침향에 대한 집착을 돌아보면 놀라운 혜안이 아닐 수 없다.

옛날 중국에서는 침향이 생산되었다. 그러나 중국의 남쪽 지방과 대만 등지에서 생산되었던 침향이 근대에 이르러 모두 사라지게 되었다. 그 때문에 지금은 중국에서 거래되는 침향도 거의 가짜가 대부분이라고 하는데, 주로 홍콩 등 몇 군데에서 가짜 침향을 만들어 유통하고 있다고 한다.

중국 자금성(紫禁城)의 궁중 생활을 자세히 기록한 청조의 문헌에는 황실의 향 문화를 생생하게 보여주는 자료가 많이 남아 있다. 그 문헌에 따르면 청대에 이르러 초기부터 향은 국가가 관리하였으며, 궁궐 내 특별한 장소에 보관되었고, 침향과 같은 진귀한 향은 중국 남부지방에서 오거나 시암(지금의 태국)과 안남(베트남)의 조공품으로 황실에 공급되었다(중국의 향기 - 고대 중국 향 문화 '중국 2천년 향 역사와 문화 이야기' 전시 리뷰(2018. 4. 12))고 한다.

또한 불을 붙여 피우는 가는 형태의 향인 선향이 나타난 중국의 송대(宋代, 960~1279년)에는 향이 문인들의 기호품이었고 때문에 향에 대한 책이 출판되기도 하였는데, 이때 문인들이 가장 선호했던 향이 바로 침향이었다고 한다. 이 당시에 향은 오늘날처럼 덩어리와 환 형태의 향이 함께 유통된 것으로 나타났다(중국의 향기 - 고대 중국 향 문화 '중국 2천년 향 역사와 문화 이야기' 전시 리뷰 - 송나라 시대의 향 문화(2018. 4. 12)).

역사를 공부하다 보면 전쟁을 하고 또 나라를 세우는 것은 남성들의 몫인 것처럼 보이지만, 반드시라고 할 만큼 이런 영웅들에게는 대사를 뒷받침하는 여성들이 있었다.

여성의 아름다움은 개인의 아름다움으로 끝나지 않고 크게는 나라의 흥망을 좌우할 정도라 하여 경국지색(傾國之色)이란 말이 있고, 또 병법에도 여성의 미모를 이용하여 목적을 이루는 미인계가 주요한 병

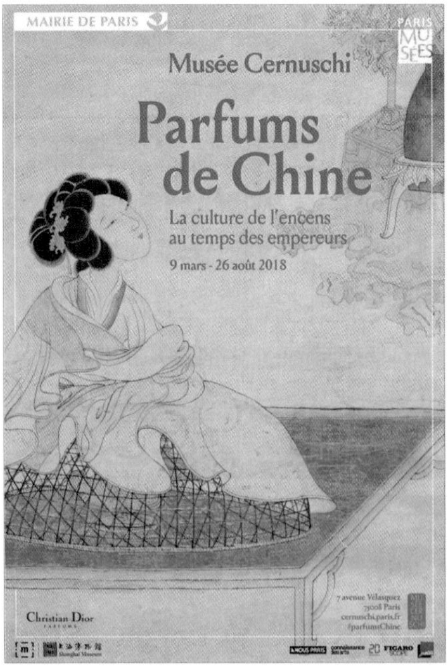

사진 출처 : https://www.heestorynart.com/parfums-de-chine / 중국의 향기 - 고대 중국 향 문화 '중국 2천년 향 역사와 문화 이야기' 박람회 포스터(Parfums de Chine - la culture d'encens au temps des empereurs)
전시기간 : 2018. 3. 9~2018. 8. 26
전시장소 : 프랑스 파리 세르누스키 미술관

법의 한 가지로 활용되고 있다.

그만큼 역사 속에서 남성 못지않은 활약상을 펼친 여성들을 볼 수 있다. 중국 대륙 전체를 호령하고 당당히 황제의 자리에 앉았던 측천무후나 서태후가 바로 대표적인 인물이며, 이들의 치적(?)은 오늘날에도 중국 영토 곳곳에 남아 있다. 그리고 이들의 이야기는 오늘날까지 이야기, 소설 등으로 남아 현재는 드라마나 영화로 알려지기까지 하고 있다.

그리고 진시황의 고조모 이야기를 다룬 〈미월전〉이나 진시황의 친모 이야기를 다룬 〈호란전〉과 같은 중국 드라마도 있고 측천무후, 서태후보다 훨씬 이전 시대인 중국 위진남북조 시대에 북제를 이끌었던 여 재상(女宰相) 육정(陸貞)의 일대기를 그린 〈육정전기〉라는 소설과 드라마도 있다.

재미있는 것은 여기에도 침향이 등장한다는 것이다. 황제의 할머니인 태비마마에게 선물을 바치는데 천년 산삼과 안남(지금의 베트남)산 침향이 등장한다. 그리고 태비는 그 침향을 처소에 피운다는 내용이다. 물론 드라마의 전개를 위해서 침향에 독을 발라 태비를 죽게 하려는 음모가 숨어 있다고는 하지만 여기서 내가 주목하는 것은 바로 침향이며, 그것도 베트남 산 침향이라는 부분이다.

또 여행가와 탐험가로 우리에게 잘 알려진 마르코 폴로(Marco Polo)의 책《동방견문록》에는 베트남에 대하여 다음과 같이 기술하였다.

참파는 베트남 중남부의 긴 역사를 가진 나라이다. 잠파(Jampa) 등으로 불렸다. 현재의 판랑탑짬(Phan Rang Thap Cham)이 참파의 수도이다. 베트남 중남부의 왕국으로 참족이 세웠다.

참족은 인도네시아계이고 인도 문명의 영향이 남아 있다. 원대에 1278년 남송 정복 후 군대를 참파로 보내어 복속시켰고, 1280년에 고성행성(古城行省)을 설치했다. 그러나 곧 항전을 하였고, 1282년 수도인 차반(Chaban)을 점령하고도 회군하고 1285년 쿠빌라이의 아들 토곤을 보내 하노이까지 진격했지만 츠엉츠엉(章陽)에서 패했다.

참파는 17세기 베트남에게 멸망하였다. 코끼리를 대카안에게 조공으로 바쳤다. 참파 왕은 처녀가 결혼하기 전에 자신을 먼저 만나게 했고, 마음에 들면 부인으로 삼았다. 왕은 자식이 326명이었다. 코끼리와 침향(沈香)이 풍부하고 흑단(黑檀) 숲이 있다(출처 : 마르코 폴로 여행 경로(동방견문록 여정)).

현재도 침향의 대표적인 산지로는 베트남을 꼽는다. 그러나 베트남에서도 침향이 금수(禁輸) 품목이 되어 유통을 엄격히 제한하고 있다. 따라서 현재 침향은 베트남의 국경지대에서 은밀히 거래되고 있기도 하지만 이것도 전문가가 아닐 경우, 자칫 가짜에 속을 수도 있으며 밀거래 자체가 불법인 만큼 직접 구하기가 그리 쉽지 않다.

베트남의 국경 일대에서 떠도는 이야기가 있다. 오랜 전쟁을 치렀던 나라인 만큼 신체의 일부가 없는 장애인들이 많은데, 국경 일대에서 볼 수 있는 다리가 절단된 사람 중에는 베트남전 피해자이거나 침향을 구하기 위하여 국경 주변의 밀림에 들어갔다가 지뢰를 밟아 다리를 잃어버린 경우라는 것이다. 이처럼 목숨을 담보로 구하는 만큼 침향의 가격은 금이나 은의 국제시세보다 훨씬 높게 형성되고 있다.

우리나라 역사 속의 침향

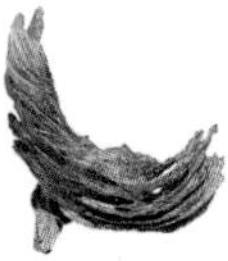

우리나라에 침향이 들어오게 된 것은《삼국사기》에 있는 기록으로 볼 때 신라시대 이전으로 추정하고 있다. 일본보다 수백 년이 앞선 것이다. 신라시대에도 침향은 매우 귀한 수입품이었는데 그때는 서역과의 교역이 빈번하였으므로 이때의 무역을 통하여 들어온 것이라는 추론이 성립된다.

이미 외국에서도 귀하게 취급되던 것이었기 때문에 신라 이전 가야시대 초에 들어오지 않았을까 하는 추측도 낳게 된다. 그 이유는 금관가야의 시조인 김수로왕이 아유타국의 공주를 아내로 맞아들였는데 그녀가 바로 허왕후였다. 그러면 허왕후가 시집을 오면서 예물을 가지고 왔을 거라는 것은 너무 쉽게 생각할 수 있으며, 이때 침향이 들어왔고 귀족들을 통하여 침향이 통용되었을 것이다.

역으로 추측하더라도 교통과 연락수단이 그리 만만하지 않았던 시대에 신라의 귀족들이 침향을 이용하여 사치를 일삼았다는 것은 이미 오랜 시간을 거쳐 침향에 대한 검증이 이루어졌다는 것으로도 해석할 수 있다. 유행이 많은 사람에게 전이되는 시간을 시대적 특성과 함께 역으로 생각하면 우리나라에서의 침향에 대한 역사를 대강이라도 추측하기 쉬울 것이다.

침향에 대한 다른 나라의 이야기도 많지만, 우리나라에서도 그동안 알려지지 않은 이야기들이 많이 전하는데, 대부분 사기(史記)나 왕조실록 등에 기록된 거라서 많은 사람에게는 알려지지 못했다. 우리나라에 침향이 들어온 것은 앞에서도 살펴보았듯이 삼국시대 이전쯤으로 추정된다.

특히 동남아와 아랍 국가들과의 교역이 성행했던 신라시대에는 귀족들 사이에 침향이 유행했는데 그것이 사치의 수준이 되었다. 금은으로 만든 실과 인도산 공작 꼬리, 캄보디아 산 비취모로 만든 허리띠와 페르시아 산 에메랄드를 알알이 상감한 머리빗과 보르네오와 필리핀 등에서 잡은 거북이 등껍질로 만든 관 등이 각광을 받았다고 한다. 그리고 인도 및 스리랑카 산 목재인 자단과 베트남 산 침향으로 마차를 꾸미는 데 열을 올렸다고 한다.

이에 대해《삼국사기》는 이렇게 기록하고 있다.

> 백성들이 앞다퉈 사치와 호화를 즐긴다. 해외 명품만 숭상하고 국산은 수준이 낮다고 혐오한다. 예의가 무시됐고 풍속이 쇠퇴하여 없어졌다.

그러자 흥덕왕은 "백성들이 해외 명품만 찾는다"라고 개탄하며 사치 금지령을 내렸으며, 진골이나 성골들에게도 금은과 침향으로 마차를 장식하지 못하도록 하였다고《삼국사기》에 전한다. 이때 이미 침향의 수입이 만만하지 않았으며 매우 고가품이었기 때문에 침향을 사용하는 것조차 사치로 여겼다.

고려시대에 들어서도 침향의 수입이 계속되었고 약재로 쓰였다는 기록으로 볼 때, 이미 신라시대 때부터 침향을 복용하였다고 보아도 무리가 없을 듯하다.

고려의 11대 임금인 문종은 건강이 좋지 않았는데 60세 전후로 풍습마비 증상이 심해졌다고 한다. 침향의 효과를 익히 알고 어의들이 침향을 약재로 쓰려고 하였으나 당시 재정이 좋지 않아서 보유하고 있던 침향이 없었다. 그때에도 침향은 고가인 데다 희소하여서 늘 궁에 보유할 수 있는 상황이 아니었다.

그래서 전국에 방을 붙였다. 침향을 가지고 있는 사람은 해당 관청으로 가지고 가라는 것이었다. 침향을 가지고 있으면서 내놓지 않는 백성은 엄벌에 처하겠다고 했지만 침향이 구해질리 없었다. 다급해진 조정에서는 송나라 황제에게 사신들을 보내서 도움을 요청하였다.

《고려사》에는, 사신들이 가져간 문종의 서신은 이런 내용이었다고 적고 있다.

신(문종)은 나이가 많아지면서 풍과 마비 증상이 나타났습니다. 우리나라 의사의 의술이 아직 부족하고 약의 효과도 없습니다. 인자하신 황제 님께서 신농의 백약품(百藥品)을 신에게 하사하기를 청합니다.

이 서신을 받은 송나라 황제는 문종이 매우 위중한 사태라는 걸 직감했다. 즉시 의약사무를 관장하던 한림의관원(翰林醫官院)에 명하여 침향을 준비하게 하는 한편 함께 보낼 의약품 목록을 만들도록 하였다. 더불어 최고의 어의급 명의 3명도 고려에 함께 갈 것을 지시하였다. 그리하여 3명의 어의급 명의들과 그들의 진료를 보조할 사람들, 수행원들, 왕순 등의 사신들이 포함된 88명의 대대적인 방문단이 들어오게 되었다.

황제가 보낸 백약품 중에는 물론 해남도(海南島, 지금의 하이난) 산 중에서도 엄선된 최고의 침향이 의약품 목록의 맨 위에 적혀 있었다. 문종의 병이 위중한 만큼 약효가 뛰어난 침향을 잘 활용하라는 송나라 황제의 의중이 읽히는 대목이다. 이때 주된 약재를 침향으로 하여 만들어진 처방이 바로 침향강기산(沈香降氣散)이었다.

중국의 황제는 조선 사신들이 방문했을 때 그들을 통해 조선의 임금에게 선물을 보내기도 하였고, 중국의 사신이 조선을 방문할 때 들려 보내기도 하였다. 이때 주고받은 물품은 각 왕들의 권위와 위세를 드러낼 수 있는 것들로써 상대 왕에 대한 예우를 표현하기 위해 희소성이 있는 것들이 채택될 수밖에 없었다.

침향은 그중에서도 최고의 선물에 속하였으므로 침향의 유무에 따라서 선물을 준 이의 마음이 대변되었다. 만약에 선물 품목에서 침향이 빠졌다면 다른 것들을 아무리 많이 넣었다 하더라도 최고 예우를 받지 않은 것으로 읽혔다.

지금처럼 선물 품목이나 소재가 풍부하지 않았던 과거에 침향은 정성을 표현하는 데 있어서 최고의 재료였다. 고려의《의종실록》에는 '의종 5년 기유일에 침향으로 관세음상을 만들어서 내전에 모시고 스님들에게 음식을 대접하도록 명령을 내렸다'고 적고 있다. 불교를 숭상하던 고려에서 관세음상을 수입에 의존하던 침향으로 만들었던 것은 그만큼의 가치를 높이 평가하는 것이며 부처에 대한 최고의 예우였을 것이다.

의종 17년에는 송나라 도강 서영덕 등이 와서 황제의 밀지(密旨)와 금은으로 만든 상자를 전했는데 그 안에는 침향도 들어 있었다고 한다. 침향으로 만든 상자에 금은을 넣은 것이 아니고 금은 상자에 침향을 담았다는 것으로 미루어 침향을 금은보다도 더욱 귀하게 여겼음을 알 수 있다.

이처럼 고려 때 주변국에서 침향을 바친 일이 종종 있었는데, 충선왕 원년에는 마팔국(馬八國, 지금의 인도)의 왕자 패합리가 사신을 보내 침향 5근 13냥 등을 왕에게 바쳤으며, 공민왕 9년 7월의 병자일에 강절(江浙)의 이우승이 장국진을 보내 침향 등을 헌납하였다고 한다.

또 이 해 10월 3일인 정사일에는 장사성이 사람을 파견하여 침향 등을 바쳤으며, 공민왕 13년에는 명주(明州)의 사도(司徒)인 방국진이 전녹생과 함께 와서 침향과 조마(照磨), 호약해(胡若海)를 바쳤다는 기록이 있다.

일국의 왕에게 바치는 선물의 양이 관 단위가 아닌 근 단위라는 것은 그 당시에도 그만큼 귀하고 구하기가 어려웠음을 시사한다.

그뿐만 아니라 수입을 한 경우도 많은데 《고려사》에 나타난 것을 보면 문종 33년 '중국의 하이난에서 생산되는 침향을 수입'하였고, 이밖에 대부분 고려 후기인 충선왕과 공민왕 사이에 주로 수입이 되었는데 특히 공민왕 때는 3회에 걸쳐 수입했다는 기록이 있다. 이것으로 미루어 사치품인 침향의 수입과 고려왕실의 흥망성쇠를 연관 짓는 사가(史家)들도 있으니 새삼 그 귀함을 말할 필요가 없을 것이다.

조선시대의 침향은 약품으로 중요한 자리를 차지하였고 외교와 무역의 중요 물목(物目)이었다. 또한 왕실의식의 중요한 자리를 차지하였을 뿐만 아니라 포상의 수단이 되기도 하였다.

조선시대에 이르러서는 더욱 침향의 교역이 확대되고 고려 때와 마찬가지로 조선의 왕이 등극하는 등의 국가적 경사가 있을 땐 중국 황제로부터 많은 예물이 도착했는데 거기엔 꼭 침향이 들어 있었다.

조선시대에는 주로 일본을 통하여 침향을 사들였다. 이때 왜구들은 우리나라의 서해로 진출하여 이 바다를 지나는 남방의 상선이나 사신선을 공격하여 침향을 탈취하는 일이 있어 조정에 아뢴 일이 있었다.

태종 6년 8월 11일에 '남번(南蕃)의 조와국 사신 진언상이 전라도 군산 앞바다에 이르러 왜구에게 약탈을 당했다. 배에 실었던 침향을 비롯한 여러 가지 약재와 번포(番布) 모두를 겁탈당하고 수많은 사상자가 발생하였다'라고 전한다.

조선시대에도 침향은 오직 대궐에서만 쓰였다. 그것도 임금이 아니면 침향을 쉽게 대할 수 없었는데《중종실록》에는 영의정이 병이 났는데도 침향을 구하지 못하였다는 기록이 전한다. 중종 18년 2월 12일에 영의정 김전의 병이 위중하자 신하인 정원이 임금에게 그 일로 이런 내용을 주고받았다고 적고 있다.

> "신 등이 들으니 영상(領相) 김전(金詮)이 벌써 이달 초이렛날부터 병이 더욱 위독하여 위로 치받는 증세가 있던 중 어제 사시(巳時)에 갑자기 그 증세가 나타나 인사불성이었다가 백방으로 약을 썼더니 한참 후에 조금 나았다고 합니다. 신 등이 들으니 침향강기산(沈香降氣散)을 조제해서 쓰려고 하지만 침향을 구하지 못한다고 합니다. 자고로 대신(大臣)의 병이 위독하면 의원과 합당한 약을 보내어 주는 것이 관례입니다" 하고 아뢰자 임금이 이르기를, "내가 영상이 병이 나서 출사(出仕)하지 못한다고는 생각했지만 그 정도인지 알지 못했다. 즉시 내의원을 보내 병자 곁에서 간호하도록 하고 합당한 약을 보내어 조제하게 하라"고 명하였다.

앞의 기사로 미루어 침향이 약재로 쓰였으나 고위관리들도 함부로 쓰지 못하였으며, 침향의 효능이 기를 내려주는 약이기 때문에 영의정 김전의 병이 역기(逆氣)로 인한 것이란 사실을 알 수 있다.

또 세종 때는 내약방에 침향이 도난당하는 사건이 일어나 신하들이 목숨을 내놓고 사죄를 하였던 바, 약재의 반입과 반출에 만전을 기하고 절대 내약방에 출입을 금하도록 명하는 일이 있었다. 이처럼 침향은 약으로도 매우 귀중하게 쓰였기 때문에 무역에서도 큰 비중을 차지하였다.

세종 14년에 약재를 구매할 때 값을 깎아 일본인들의 불만이 있었던 모양이다. 이에 세종께서는 예조판서 신상(申商)에게, "주사(朱砂)와 용뇌(龍腦)가 비록 귀한 약이라 하더라도 중국에 가면 얻을 수 있다. 그러나 침향은 중국에서도 쉽게 얻지 못한다. 지난번에 왜인들이 가져오는 침향이 있었는데 우리나라에서 값을 너무 깎아 그때부터 침향을 가지고 오지 않는다. 침향은 일본에서도 생산되지 않고 다른 나라에서 구해서 가져오는 것이니 비록 그 값의 배를 주더라도 옳은 것이다" 하며 예조에게 검토하도록 하였다고 한다. 침향에 대한 세종의 지대한 관심을 알 수 있다.

침향을 귀하게 여기는 건 중국, 일본, 우리나라가 크게 다르지 않았다. 그래서 중국에서 들어오는 황제의 하사품이나 조선의 국왕에게 보내는 선물에는 반드시 침향이 포함되어 있었다.

태종 6년에는 조선에서 명나라에 동(銅)으로 만든 불상을 바쳤다. 이 대가로 명나라에서 약재 등의 물품을 보내왔는데 침향이 포함되었음은 당연했다.

또 세종 원년에는 유구국(琉球國, 지금의 일본 오키나와)과 국교를 수립하는데 유구국 왕의 둘째 아들이 여러 가지 약재들과 함께 침향을 바쳤다.

그런데 다른 약재들이 500근이나 50근 단위였으나, 침향은 5근이었다.

같은 해 12월에는 일본국의 축전주(筑前州) 태수(太守)가 약재들을 보내왔는데 그 물목을 보면 '소목(蘇木) 200근, 백반(白礬) 100근, 유황(硫黃) 300근' 등인데 침향의 양은 2근밖에 되지 않는다. 앞에서 언급한 것처럼 그만큼 귀하고 희소했다는 걸 보여준다.

심지어 세종 3년 6월의 경우에 일본국 구주(九州) 총관(總管)이 원경왕후의 상사(喪事)를 조문하고 더불어 대마도에 억류된 왜인들의 귀환을 요청하며 보낸 공물 중에 침향의 양이 겨우 3근 14냥이었던 점을 볼 때도 얼마나 귀한 물건이었는지 알 수 있다.

특히 세종 때 일본에서 공물을 여러 차례 바쳤는데 침향을 바친 경우가 앞의 예를 제외하고도 몇 번 더 있었고, 그 후 세조, 성종, 영조 등에 걸쳐 일본의 각 태수가 저마다 보냈다는 걸 보면 일본에서는 침향이 다소 퍼져 있었음을 알 수 있다. 일본 외에 동남아의 여러 나라에서도 침향을 보내왔다.

성종 때는 일본인들이 사무역(私貿易)을 하면서 물건값을 높여 받자 조정에서는 다른 물건은 모두 필요가 없지만 침향과 용뇌, 그리고 대랑피는 국용(國用)으로 매우 필요하니 그 값을 쳐서 사들이라는 전교를 내렸다고도 한다. 이런 지시 후에도 침향의 값을 너무 싸게 매겼다는 이유로 팔려고 하지 않자 또다시 값을 더 주고라도 사들일 것을 허락했다는 재미있는 기록도 있다.

그뿐만 아니라 광해군 때도 내의원이 일본에서 들어오는 침향이 품질이 좋다고 아뢰자 특별히 동래부사가 왜인들을 잘 다독거려 계속 침향과 용뇌를 가지고 오도록 하라고 윤허한 일도 있을 정도였다.

앞에서도 말했듯이 침향은 금과 은보다 더 귀하게 여겼다. 옛날부터 좋은 물건에는 금이나 은으로 도금을 하였듯이 침향도 예외가 아니었다. 예복을 넣는 상자를 침향색으로 만들었는데 이른바 '침향색소예복갑(沈香色素禮服匣)'이라 하였으며 이것은 중국에서 보낸 황제의 예물에 포함되는 것이었다.

이토록 귀하게 여긴 것이 침향이다 보니 신라나 고려 때와 마찬가지로 조선시대에도 침향으로 인한 사치가 발생하였다. 숙종 때 침향으로 괴석 모양을 조각하여 왕세자의 노리갯감으로 사용하자 정언 윤헌주가 다음과 같은 상소를 올렸다고 한다.

> 외간(外間)에서 전하는 말에 크고 작은 장인(匠人)들이 늘 대궐 뜰에 머물면서 공작(工作)하지 않는 날이 없고, 침향을 조각하여 괴석(恠石) 모양을 본떠서 왕세자의 노리갯감을 만든다고 합니다. 왕세자께서 나이가 한창 젊어서 덕업(德業)이 날로 진취되고 있으니, 기괴한 물건들은 진실로 마땅히 눈앞에 가까이해서는 안 됩니다. 그리고 궁중의 여러 가지 수용(需用)은 유사(有司)가 모두 있는데, 어찌 장인(匠人)을 심엄(深嚴)한 곳에 머물러 두고 사람들의 의혹을 초래하옵나이까? 일체 파출(罷黜)하여 검덕(儉德)을 밝히소서.

그리고 침향이 워낙 귀한 물건이다 보니 조정에서 신하에게 침향을 포상으로 주기도 하였다. 세조 때는 함길도 도절제사 양정(楊汀)의 전별 잔치를 베풀어주면서 여러 가지 선물을 하사하였는데 그중에 둘레를 도금한 침향대가 포함되었었다.

연산군에 이르러서 특히 침향의 수요가 눈에 띄는데 포상으로 침향을 주거나 침향으로 만든 허리띠를 하사하는 일이 많았기 때문에 이 일을 두고 의정부에서 이런 상소를 올린 일도 있었다.

> 금은은 본디 우리나라의 소산이 아니오며, 상의원과 공조에 비축한 것도 얼마 없고 민간에도 또한 희귀한 것이며, 침향 또한 토산물이 아니므로 만약 절용(節用)하지 않으면 뒤에는 이어대기 어려울 것입니다.
>
> 그런데 근자에 금대, 은대, 침향대를 재상 및 승지, 조관, 내관에게 모두 사여(賜與)하고, 지금 또 문신(文臣) 정시(庭試)의 합격자에게 가자(加資)와 급고(給考)하는 외에, 나머지는 모두 사마(賜馬)할 것을 물으시니, 성종조에 있어서는 정시의 수석 합격자에게는 한 자급을 올려주고 그다음에게는 아마(兒馬)를 주었을 뿐입니다.
>
> 인군이 한세상을 다스릴 수 있는 것은 오직 상벌뿐이므로, 상과 벌을 각각 정당하게 시행한 후라야 사람들이 모두 권선징악(勸善懲惡)하게 되는 것이니, 상벌이 밝지 못하면 어떻게 권선징악하겠습니까. 옛날 한소후(韓昭侯)는 해진 바지를 간직하였다가 유공자를 대우하도록 명령하였다 하니, 해진 바지도 오히려 간직하였는데, 하물며 말이옵니까.

이 외에도 연산군 때의 사치를 잘 알 수 있는 기사가 여러 번 나온다. 연산군 8년 11월 5일의 기록을 보면 "전교하기를 '침향 10근과 침속향 20근을 대궐 내로 들이라' 하였다. 왕의 사치가 날로 심하여 후원(後苑)과 별전(別殿)을 모두 향을 태워 따뜻하게 하는 것이 보통이었다"고 하고 있다. 연산군 11년 3월 2일의 기록에는 이런 내용이 있다.

> 연산군 11년 3월 2일
>
> 전교하기를 "자적저사(紫的紵絲) 4필, 남저사(藍紵絲) 2필, 대홍저사(大紅紵絲) 반필, 침향(沈香) 5근을 빨리 사들이라" 하였다.

조정 중신들의 염려와는 반대로 연산군의 주색잡기는 도가 지나칠 정도였다. 그런데 연산군의 사치와 주색잡기에는 반드시 침향이 필요하였으니, 앞에서도 언급한 것처럼 침향은 아마도 연산군에게 있어 신기(腎氣)를 강하게 하여 정력을 북돋우는 현대의 비아그라 역할을 하지 않았을까 하는 생각이다.

짐작해 보건대, 백단향과 침속향을 피우면서 침향을 복용하며 여인들을 상대했으리라. 여인들의 교태 속에 눈이 멀어 그녀들의 선물로 옷감을 사들이게 하고 침향을 급하게 구하도록 한 것이 아닌가 생각된다. 주색잡기에 빠진 연산군에게 침향은 더할 수 없이 필요한 약재였다고 할 수 있다. 그것은 이미 침향의 약효와 임상에서 본 바와 같이 성기능에도 영향을 미쳤을 것이다.

이때의 사치를 보여주는 또 다른 기록도 있다.

> 연산군 11년 7월 8일
>
> 가야금, 해금, 현금, 박(拍), 피리 등 악기 수십 부(部)를 모두 침향과 순금으로 장식하도록 명하였다.

침향을 먹고 백단향과 침속향을 피우며 그 향기로움 속에서 수십 명의 궁녀들에게 자색, 남색, 홍색의 옷을 입혀 침향과 순금으로 장식한 악기를 연주하게 하며 연회를 즐긴 연산군이었다.

이밖에도 침향은 의식의 중요한 위치를 차지하고 있었으니 이른바 종묘와 황단에 올리는 향으로써 영조 때는 임금이 황단(皇壇)에 쓸 향을 지영(祗迎)하였는데, 해춘군(海春君) 이영이 황단의 향을 침향을 쓰지 않고 자단(紫檀)향을 쓰는 것이 미안한 일이라고 아뢰자, 임금이 앞으로는 비록 섭행(攝行)한다 하더라도 모두 침향을 쓰라고 하였다는 기록이 전한다.

또한 순조 때도 인산(因山) 전에 매일 다섯 번 전(奠)을 올리는데 친전할 때에는 경신년의 전례에 의거하여 대내(大內)에서 내린 침향을 쓰도록 하라는 명을 내렸다고 한다.

이처럼 침향은 그 고귀함으로 인하여 색상까지도 각종 예복에 접목을 시켰으며 궁중의 음악과 예술에도 접목되어 전하고 있다.

침향에 대한 열망이 만들어낸 매향(埋香)

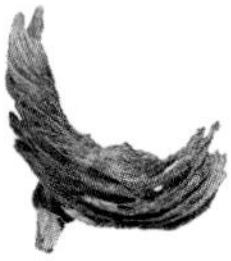

침향과 함께 가장 많이 물어보는 것이 "매향이 무엇인가요?" 하는 질문이다. 우리말에 '오죽하면'이란 표현이 있다. 처음 침향을 연구하고 거기서 파생되었을 매향을 대하면서 가장 먼저 떠오른 말이 바로 이 말이었다. 풀이하면 '얼마나 원했으면, 얼마나 열망했으면'이다.

결론부터 말하면 매향 역시 침향에 대한 열망, 그런 전제를 두고 생각하면 이해가 매우 빠를 것이다. 침향을 원하던 마음이 결국 매향을 생각해낸 것이기 때문이다.

우리나라도 침향은 매우 귀하고 희소해서 임금이 아니면 침향을 접할 수가 없었다. 그러나 비록 침향이 임금의 전유물이었다 하더라도 침향의 존재 자체가 비밀이었던 건 아니다.

고려 말 이후 우리나라에선 향나무(자단향)와 상수리나무를 갯벌에 묻는 의식이 있었다. 바닷물에 오래 담가둔 향나무와 상수리나무가 천

년이 되면 침향이 되어 스스로 떠오르기를 기원하는 매향(埋香)의식이자 심지어 침향이 꿈에라도 한 번 나타나 주기를 바라는 염원이 담긴 미륵사상의 발현이었다.

지난 2000년에는, 새로운 천년을 맞는 밀레니엄 프로젝트의 일환으로 천 년 전에 땅속에 묻어 두었던 '타임캡슐, 침향 찾기 운동'이 정부 차원에서 이루어지기도 했었다. 해양문명사가이자 민속학과 신화학 전문가인 주강현 박사가 2004년 11월 4일자 〈서울신문〉에 발표한 칼럼을 보면, 매향의식과 미륵사상이 전혀 무관하지 않음을 이렇게 설명하고 있다.

> 수많은 사람의 비밀스러운 서원이 담겨 있는 매향비(埋香碑)란 무엇일까. 매향비란 글자 그대로, 향을 묻고 미륵이 오기를 기원하면서 세운 비석을 말한다.
>
> 그러나 그 실체에 대한 해석은 구구하다. 불교사의 수수께끼로 남아 있는가 하면 금석문의 숨겨진 비밀 혹은 글씨로 새겨진 비밀문서라고 하는 이들도 있고, 미륵 세상을 찾아가는 해법이라고 보는 사람도 적지 않다. 이 모든 의문의 열쇠가 매향비에 있다.
>
> (중략) 매향비는 흡사 해적들이 남긴 '보물지도'처럼 미륵신앙의 비밀과 맞닿아 있다. 그들은 왜, 무슨 마음에서 그런 비의(秘儀)를 열려고 했을까. 지금까지 발견된 매향비는 모조리 바닷가, 그것도 민물과 바닷물이 만나는 기수대에 자리잡고 있다. 그 비밀은 향을 바다에 묻는 침향(沈香)

에 있다.

사찰에서 피우는 향은 그을음이 생기므로 해마다 불상을 닦아주어야 한다. 그러나 침향은 그을음이 없어 귀하게 치며 약재로도 쓰인다. 부적에 영험이 있다고 믿듯이 침향의 신성성에 기대어 고급 약재로 인정되었던 것 같다.

침향이 얼마나 소중했던가는 사리함에서 잘 드러난다. 금동으로 감싼 사리함 안에는 옥함이 있는데, 그 옥함 속 사리와 직접 닿는 부분만큼은 침향으로 만들었을 정도다. 명품이라고 부를 만한 불상 중에도 딱딱한 침향을 파서 조각한 것이 다수 있다. 침향을 예사롭지 않게 대한 옛사람의 경외심이 배어 나온다.

갯벌에 묻은 향목은 침향이 되면 물 위로 떠오른다고 한다. 이무기가 천년이 되면 용이 되어 승천하듯 단순한 향목도 침향이 되면 이런 '승천의식'을 거친다고 믿었던 것. 미륵하생을 기다리는 민중들에게 침향의 부상은 바로 새로운 세상의 떠오름이 아니었을까.

물론 매향은 복용하거나 약으로 쓸 수는 없다. 그러나 불을 붙여 사르는 향으로는 진짜 침향에 버금간다고 하며 손바닥만한 것 하나만 해도 수백만 원을 호가한다고 한다. 그러면 침향의 대용품인 이 매향은 어떻게 하여 생겨났을까?

나라가 어지러울 때는 조정이나 백성들 사이에 사치가 만연하고 부정과 부패가 창궐하게 된다. 특히 사치가 심하고 그 사치를 충족시키기 위하여 침향을 수입하였던 시기가 바로 고려 말이었다. 나라의 흥망이 코앞에 와 있는 시점에서 조정에서는 침향을 사들였다. 그러니 민심은 흉흉하고 백성은 도탄에 빠졌을 것이다.

그런 한편 백성들은 한 번도 보지 못했던 침향에 대한 열망이 대용품을 만들게까지 되지 않았을까? 우리 선조들의 깊은 지혜에 감탄과 경의를 표하지 않을 수 없는 대목이다. 고대 유럽에서의 연금술이 횡행하던 때와 같을 수도 있을 것이다.

그러나 우리의 선조들은 자신들의 영달을 위하여 연금술을 행하였던 서양인들과는 질적으로 다른 심성을 지녔기 때문에 매향을 통하여 새로운 세계를 염원하며 후손들에게 남겨주기를 간곡히 기원했을 것이다.

오늘날 우리가 이런 아름다운 마음을 가진 선조들이 묻어놓은 매향의 존재를 알게 된 것은 일제 강점기 무렵이다. 삼면이 바다인 우리의 지형에 따라 매향은 주로 바다와 인접한 민물과 갯벌이 만나는 곳에서 발견되고 있는데, 그동안의 연구와 주강현 박사의 저작물을 참고해 볼 때 침향과 매향의 연관성을 이렇게 유추해 볼 수 있다.

첫째, 왜 매향(埋香)일까?

매향이라는 것은 문자 그대로 향을 땅에 파묻었다는 말이다. 매향의 식을 행한 목적은 어디까지나 침향을 만들기 위함이었다. 침향이란 말 역시 물에 가라앉을 만큼의 비중을 가지고 있으므로 땅 아랫부분을 생각하게 되었다. 그리고 우리의 선조들은 이미 천년의 세월을 견딜 수 있는 팔만대장경의 재료가 되는 목판을 만든 과학적인 경험이 있었다.

그런 연유로 향나무나 상수리나무를 바다와 인접한 민물과 갯벌이 만나는 곳에 묻으면 조직이 더욱 단단해지면서 비중이 높아진다는 사실을 알고 있었다. 침향의 생성 역시 바다와 인접한 민물과 갯벌이 만나는 물속에서 오랜 시간을 거쳐 수지 덩어리가 응고된 것이다. 그 단단함의 강도를 높이기 위하여 오랜 시간이 필요하였고, 그 시간 동안 안전하게 두려는 방법 중 가장 좋은 것이 바다와 인접한 민물과 갯벌이 만나는 땅속에다 파묻는 것이란 사실을 알았다.

오늘날 타임캡슐을 땅속에 묻어 오랜 세월 보관하는 방법과 통하는 바가 있다고 하겠다. 결국 매향은 두 가지 목적을 모두 만족시키는 방법이었다. 향나무나 상수리나무를 오랜 시간 바다와 인접한 민물과 갯벌이 만나는 땅속에 묻으면 쇳소리가 날 만큼 단단해진다고 한다. 이 단단함을 침향의 단단함에 견주려고 했을 것이다.

우리나라의 매향은 이미 일제 강점기에 일본인들에 의하여 파헤쳐지고 사라진 부분이 많다. 앞에서도 이야기했듯이 향에 대한 일본인의 관심은 예전부터 우리보다 훨씬 높았다.

침향에 집착했던 그들이 수백 년 전에 갯벌에 묻어 두었던 매향의 존재를 알게 되자 보는 즉시 파헤쳐서 모두 자기 나라로 가지고 갔다. 기복(祈福)으로서의 미륵신앙이 접목된 매향을 통해 나라의 안녕과 백성의 평안, 후손의 번창을 기원하는 국태민안(國泰民安)과 태평성대(太平

聖代)의 염원이 일본인들에게도 그대로 반영되었기 때문이다.

동남아의 여러 나라나 중국에는 가정마다 조상에 대한 신위를 모시고 있으며 일본에서도 가정마다 작은 신사가 있어 향의 수요가 매우 많다고 한다. 그것은 하나의 문화가 되어 이어지고 있다.

우리에게도 집안마다 신주를 모시던 신주 문화가 엄연히 있었다. 그러나 일제 강점기를 거치면서 신주는 사라져갔고, 근대화의 물결과 개신교의 전파가 묘하게 맞물리면서 조상에 대한 제례의식마저 미신으로 치부되던 때가 있었다.

결국 종교적 의식이나 조상의 기일에 올리는 제사 외에는 향을 올리는 일이 줄어들었다. 따라서 우리나라의 향 문화는 사라지고 사찰에나 가야 한 번쯤 향내를 맡아볼 수 있는 정도이다. 그런 일본인들이 진짜 침향에 버금가는 매향을 가만히 두었겠는가?

일본에는 아직도 돌처럼 단단한 침향을 단칼에 베었다는 무사의 전설이 내려오고 있다. 신비한 침향을 내세워 한 명의 무사를 신화적 영웅으로 만든 설화이지만, 현실적으로 침향은 절대 칼로 벨 수 없다.

오랜 세월 몽고와 중국의 수탈을 받아야 했던 우리의 조상들은 이미 수백 년 후에 있을 또 다른 침탈을 예견하지 않았을까. 그런 사실을 알고 땅속에 깊이 묻어 아무에게도 들키지 않고 후손들에게 물려주고 싶었던 것이다. 비밀스러운 장소에 은밀하게 감추어져 있던 매향비에서 미래를 염려한 선조들의 신중함을 읽을 수가 있다.

둘째, 왜 해안가에서 매향의식이 행해졌으며 민중에 의해 실시되었을까?

과거 조정에서만 침향을 썼다고는 하지만 그것이 완벽하게 비밀에 부쳐지지는 않았을 것이다. 특히 소요량 전부가 외국을 통하여 공급되었기 때문에 침향을 싣고 들어오는 배가 우리나라의 서해안이나 남해의 포구로 들어와야 했다. 그 때문에 포구를 중심으로 한 인근 지역의 사람들이라면 아무리 귀한 물건이라도 그 존재에 대한 지식은 있었으리라.

물론 지금처럼 자본주의 시대라면 일반인들이 직접 사들일 수도 있었을 것이다. 그러나 절대왕조시대에서 백성들은 감히 임금의 물건에 손을 댈 엄두를 못낸 것이다. 그러다 보니 연산군 시절에 향통사(鄕通事)가 사사롭게 침향을 거래하다가 적발되어 처벌을 받은 일도 있다. 침향을 거래하는 일은 물론 그에 관한 비밀을 누설하는 것도 죄로 다스렸다고 한다.

다시 말해 침향 거래는 국사(國事)에 해당하였으며 이에 관하여 사사로이 누설하는 행위는 국사 누설로 범죄행위로 간주하였다. 사사로운 거래라고 함은 밀수 혹은 뒷거래가 아닌가? 임금에게 바쳐질 물건인 침향을 뒤로 빼돌렸으니 그 죄는 죽어 마땅했다. 그 이전이라고 이런 일이 없었을까? 신라나 고려에도 이런 뒷거래는 얼마든지 있었을 것이다.

이처럼 귀하다고는 하지만 사사롭게 뒷거래가 있었으니 백성들이 침향의 존재를 모를 리가 없었다. 하지만 실체를 안다고는 하여도 워낙 귀하며 고가였기 때문에 일반 민중이 직접 대할 수는 없었다. 일반 백성들은 한 번이라도 침향을 써보고 싶었을 것이며, 불교를 숭상하던 신라나 고려의 민중들은 한 번이라도 부처님 전에 그 귀한 침향을 공양함으로 내세의 극락왕생을 기원하고 싶었을 것이다.

그러나 그것은 정녕 열망에 지나지 않았기에 안타까웠을 것이다. 우리나라에서는 도저히 구할 수가 없으니만큼 대체품을 만들지 않으면 안 될 상황이었다. 그런 열망이 깊어져 향나무나 상수리나무를 바다와 인접한 민물과 갯벌이 만나는 곳에 묻음으로써 침향이 되기를 염원하게 되었을 것이다.

해안가라는 장소가 침향의 본산지인 동남아의 해안국과 섬나라들의 환경과 똑같지는 않지만 그래도 가장 가까울 수 있는 곳이기에 이곳에서 이루어질 수밖에 없었다. 고온다습한 동남아의 기후를 모두 충족시키지는 못하지만 습기가 많은 해안가의 늪지나 민물과 바닷물이 만나는 지점의 갯벌이 그래도 우리나라의 사정상 가장 비근한 곳이 된 것이다.

이런 사실들을 모두 알고는 있었지만 또 한 가지 가장 큰 걸림돌은 시간이었다. 일이 년에 완성되는 것도 아니며, 십 년 정도라고 해도 긴 세월인데 몇 백 년, 아니 근 천 년을 기다려야 한다는 사실은 오히려 모든 것을 포기하게 할만도 하다.

그러나 우리 민족이 어떤 민족인가? 유난히도 혈족에 대한 집착이 강한 민족이 우리 민족 아니던가. 나는 못 먹어도 내 자식과 내 손주에게는 꼭 먹여야 성이 차는 모성애를 지녔다. 하물며 자신들이 쓰고 싶은 열망, 가지고 싶은 마음은 한이 됐을지도 모른다. 그래서 후손들에게는 그 한을 물려주고 싶지 않았을 것이다. 몇 백 년, 아니 천 년이면 어떠랴.

그 한을 대물림하지 않으려는 마음, 언젠가는 우리의 후손들이 쓸 수 있다면 먼 미래를 위하여 준비해 두고 싶었을 것이다. 높은 사람들은 그 마음을 헤아리지 못한다. 그래서 낮은 곳의 민중들이 주축이 되어 최고의 침향을 만들려고 했던 것이다.

현실적 고통과 미래에 대한 불안감은 전적으로 많이 누리지 못하는 민중들의 몫이었다. 따라서 그들은 구원으로서의 미륵사상과 접합된 매향을 택했으리라 짐작해 볼 수 있다. 침향을 정성으로 준비하였다가 먼 훗날에 찾아올 미륵을 맞아 구원을 받고자 하는 발원은 당장의 삶을 견디고 버티게 하는 간절한 염원, 나아가 신앙 같은 것이었는지 모른다.

셋째, 왜 이제 매향을 찾게 되었는가?

2000년도에 당시 문화부 장관이던 이어령 장관의 지시로 새천년준비위원회가 발족하였었다. 다양한 행사가 열렸는데 그중의 하나가 전북 부안에서 매향의식과 함께 물려줄 매향비를 세우는 일이었다. 그리고 전국적으로 매향된 침향 찾기를 벌였었다.

당시 공식적으로 수집된 침향은 길이 50cm 남짓 되는 나무토막 하나가 전부였고, 그나마도 매향 침향 진위에 대하여는 아직도 의견이 분분하다. 그렇다면 과거의 매향을 우리는 현재 시점에서 어떻게 이해하고 받아들여야 할까?

주강현 박사의 책《우리 문화의 수수께끼》에서는 매향의식에 담긴 뜻을 이렇게 말하고 있다.

> 갯벌에 묻어둔 향목은 침향이 되면 물 위로 떠오른다고 한다. 이무기가 천 년이 되면 용이 되어 승천하듯이 단순한 향목도 침향이 되면 승천한다. 미륵하생을 기다리는 민중들에게 침향의 상승은 바로 새로운 세상의 떠오름이 아니었을까.

그렇다. 침향의 탄생은 이무기가 용이 되는 만큼 오랜 시간 단련되어야 한다. 침향을 잘 모르는 사람을 위하여 군이 따진다면 침향이 떠오른다는 것은 관념적인 말이며, 물에 가라앉는 침향이 떠오를 리는 없다. 그것은 우리 앞에 나타난다는 말로 대신한 것으로 생각하여야 할 것이다.

오늘날 우리 앞에 나타난 매향은 거의 고려 말이나 조선 초기에 묻었던 것이다. 그 당시의 시대적 상황은 일반 민중들이 살아가기에 만만하지 않았던 시절이었다. 언제나 국가적 변란이 발생하면 가장 고생하며 희생이 큰 쪽은 고위층이나 가진 자들의 피해보다는 서민계층의 피해가 더 크다. 이렇게 어려운 상황에서 민중들의 마음에는 새로운 세계가 오기를 염원하였을 것이다. 그것은 바로 미륵시대가 오기를 바라는 강렬한 마음이었다.

경남 사천시 흥사리에는 1970년대에 발견된 뒤 국가지정 보물 제614호가 된 사천 매향비가 있다. 고려 말 우왕 13년(1387년)에, 사천에 사는 지방민이 무려 4,100명이나 합세하여 세운 비이다. 매향의식에서 사천 매향비가 차지하는 비중은 상당히 크다. 사천 매향비에 적힌 내용을 보면 당시 상황을 고스란히 짐작해 볼 수 있다.

비문은 '천인결계매향원왕문(千人結契埋香源王文)'이라는 제목으로 시작하며, '고려 우왕 13년(1387년) 국운이 쇠퇴하자 승려와 이 지방 불도 4,100명이 해안이었던 이곳에 향을 묻고 국태민안과 미륵보살의 하생을 기원'한다는 내용이 써 있다. 고려 말 해안가에 잦은 침범을 해온 왜구로부터 안녕을 기원함과 더불어 미륵보살이 와주기를 염원한 것으로 보인다.

주강현 박사의 같은 책을 보면 사천 매향비에 대해 이렇게 말하고 있다.

> 사천 흥사리에 가면 1970년대에 발견된 사천 매향비가 있다. 고려 말 우왕 13년(1387년) 사천의 지방민 4,100여 명이 모여 세웠다. 당시의 인구수에 비하면 대단한 숫자가 아닐 수 없다.
>
> 수천 명의 사람이 갯고랑에 모여서 미륵하생을 서원하는 모습을 상상해

보라. 그 의례의 장엄함은 굳이 설명할 필요가 없으리라. 이렇게 동해안만이 아니라, 남해안에도 매향비는 그 모습을 드러낸다. 전국의 해안 곳곳에서 매향의례가 있었다는 말이다.

매향은 대체로 말단 지방사회를 단위로 이루어졌으며 발원자들이 느끼는 현실적 위기감을 반영한 민간신앙에서 나왔다는 점으로 보면, 어떤 시대적인 위기감이나 전환기에 처한 지방민의 동향, 그 자체였다. 심리적 불안감에서 나온 집단적 제의, 그리고 새 세상에 대한 염원이 투영된 것이다.

중앙권력이 덜 미치는 바닷가는 늘 왜구의 노략질에 시달렸다. 불안정한 시대일수록 더욱 그러했다. 이런 어수선한 세월에 평화와 안녕을 담은 절절한 염원을 미륵불에 의탁하여 집단적으로 서원했다. 여기에 용화세계를 꿈꾸던 미륵도들의 비밀결사 의례가 결합, 기존의 세계와 질서에 대한 변혁 의지까지 담았다.

말단 지방 수령들조차 이 대열에 참여했던 것은 그런 민중적 요구가 광범위했음을 반영한 것이 아닐까. 무엇보다 현존 매향비의 태반이 고려말, 조선 초에 만들어진 것임을 주목해야 한다.

그렇다. 그때의 매향이 묵은 천년을 보내고 새로운 천년을 맞이했다고 해서 우리가 꿈꾸던 용화세계가 도래했다고 할 수 있을까?

새로운 세계는 스스로 도래하는 것이 아니다. 우리의 조상들이 매향을 하고 그것이 우리에게 나타났다고 해서 저절로 새로운 세계가 열리는 것이 아니고 우리에게 나타난 매향은 그 오랜 세월을 거쳐 이제 침향으로 나타난 이 시점에서 우리 스스로가 새로운 세계를 만들고 열어가야 한다.

넷째, 우리 민족에게 매향의 의미는 무엇인가?

침향은 그저 단순히 약재로서만의 한정된 의미가 아니다. 침향은 우리의 한이고 기원이며, 조상들의 후세에 대한 지극한 사랑이고 희망이며 문화이다.

국악인 황병기 씨의 '침향무'는 이런 우리의 정서와 침향 자체의 향기를 매우 잘 표현한 명곡이다. 음악에 서린 침향의 향기는 언제까지나 생명력을 가지고 우리 가슴에 살아 있으리라.

그동안 매향이 발견되었거나 매향비가 발견된 곳, 그리고 매향이 있다는 전설이 전하거나 추정되는 곳으로는 금강산 삼일포에서부터 동으로는 강원도 강릉 주문진·정동진, 삼척 맹방과 경남 남해·사천, 전남 신안, 전북 고창 줄포, 충남 당진 등 여러 곳에 이른다.

1982년 8월에 전남 신안군 암태도에서 새로운 매향비를 발견하였을 때만 해도 도서(島嶼)지방에서 발견된 유일한 사례였다. 그러나 암태도 매향비 발견 이후 전라도 해안지역에서 5~6종의 매향비들을 추가로 발견할 수 있었다.

대표적인 매향비와 암각

1 경남 사천시 곤양면 흥사리 매향비

1978년 3월 8일, 보물 제614호 지정.

고려 우왕 13년인 1387년에 세운 이 비는 거의 다듬지 않은 자연석을 사용하였기 때문에 표면의 굴곡이 심하다. 비문의 글자 크기가 같지 않고 가로와 세로도 잘 맞지 않으며, 각 행의 글자수도 다르다.

판독된 내용에 의하면, 고려 후기 사회가 혼란하던 때에 불교 승려들을 중심으로 4,100여 명이 계(契)를 조직하여 왕의 만수무강과 나라의 부강, 백성의 평안 등을 기원하기 위해 이곳에서 매향의식을 치렀다고 한다. 건립 목적과 세운 연대가 확실한 비로서, 잊힌 우리의 옛 민속을 알려주고 고려 후기 사회의 한 단면을 보여주는 귀한 자료이다.

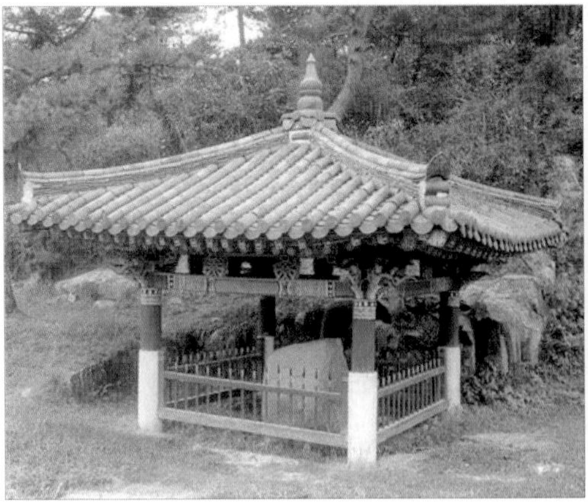
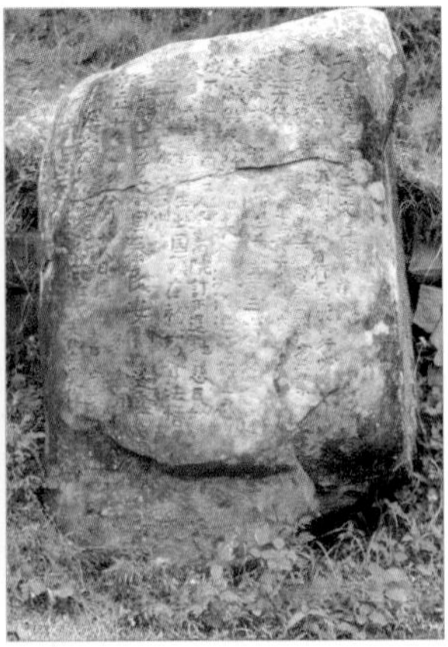

경남 사천시 곤양면 흥사리 매향비

② 전남 영암군 미암면 채지리 매향비

1992년 11월 30일, 문화재 자료 제189호 지정.

조선 세종 12년인 1430년에 세운 이 비는 해남만과 남경포, 그리고 춘동 저수지가 가까이 위치한 곳에 자리잡고 있어 적당한 조건을 갖추고 있다. 현재 이와 같은 매향비는 전남 지역에 5기가 있다. 자연석을 다듬지 않은 상태에서 글자를 새겨 넣어서 일정하지 않다.

비문에는 4행 34자가 적혀 있으며 일부를 제외하곤 거의 판독이 가능하다. 매향의식에 참여한 시주자들의 이름과 매향 장소를 기록하고 있다. '영암 채지리 선덕 매향비'로도 불린다.

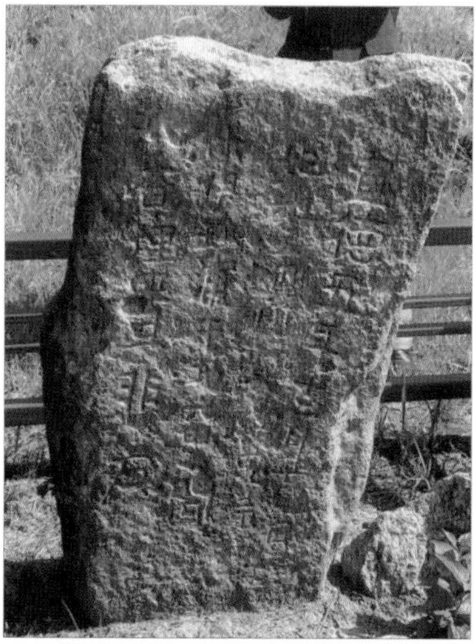

전남 영암군 미암면 채지리 매향비

③ 전남 영암군 서호면 엄길리 암각 매향명

1988년 12월 21일, 시도기념물 제119호 지정.

2001년 4월 17일, 지정 해제되고 보물 제1309호 승격.

고려 충혜왕 5년인 1344년에 조성된 것으로 사천 매향비(보물 제614호, 1387년)보다 43년이나 빠르다.

'영암 엄길리 암각 매향비'라고도 불리고 있다. 매향명에는 '석가 열반 후 2349년 갑신년(1344년) 8월 13일 용화초회(龍華初會)를 공양하였다' 등의 내용이 새겨져 있다.

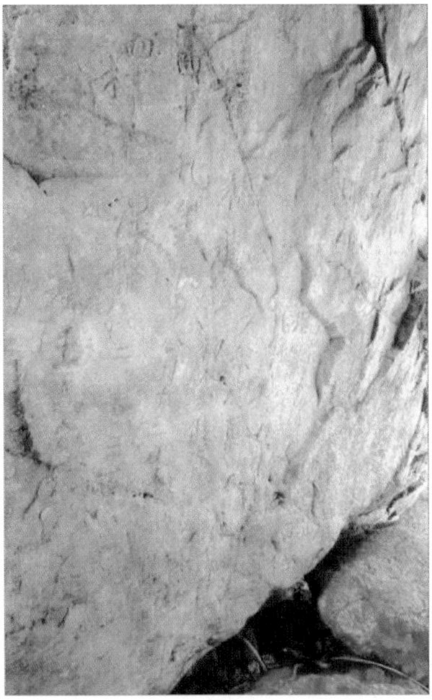

전남 영암군 서호면 엄길리 암각 매향명

④ 전남 영암군 군서면 서구림리 정원명(貞元銘) 석비

1990년 12월 5일, 전남문화재 자료 제181호 지정.

정원은 통일신라 원성왕 때의 연호로 서력으로는 786년으로써, 우리나라에서 현존하는 가장 오래된 매향비이다.

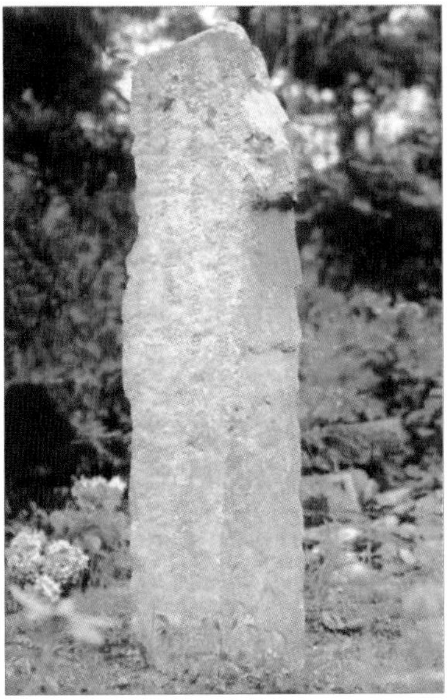

전남 영암군 군서면 서구림리 정원명(貞元銘) 석비

⑤ 전남 신안군 암태면 송곡리 매향비

2004년 9월 20일, 시도기념물 제223호 지정.

조선시대 초기인 태종 5년인 1405년에 세운 이 비에는 7행의 글씨가 새겨져 있다. 이 비는 원래 현 위치보다 약간 높은 산릉에 있었는데 수로공사 때문에 현 위치로 옮겨졌다.

특히 이 매향비의 특징은 매향의 주도층으로 '향도(香徒)'가 명시된 점과 '매향처(埋香處)'를 명확하게 기록하고 있는 점이다. 1982년에 발견되어 매향비 자체로서의 역사적, 학술적 가치 외에도 매향비 조사연구에 있어 중요한 역할을 하였다.

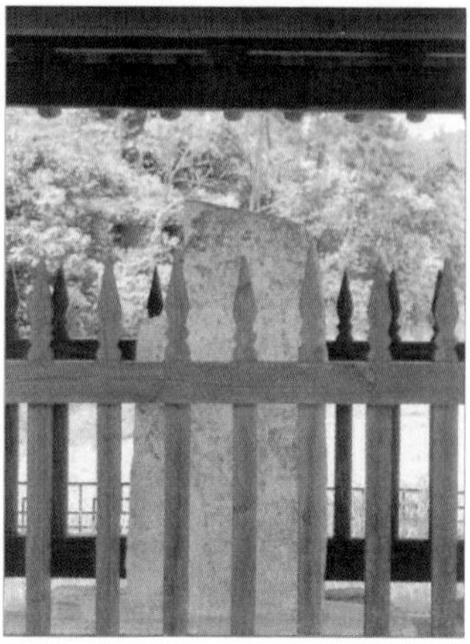

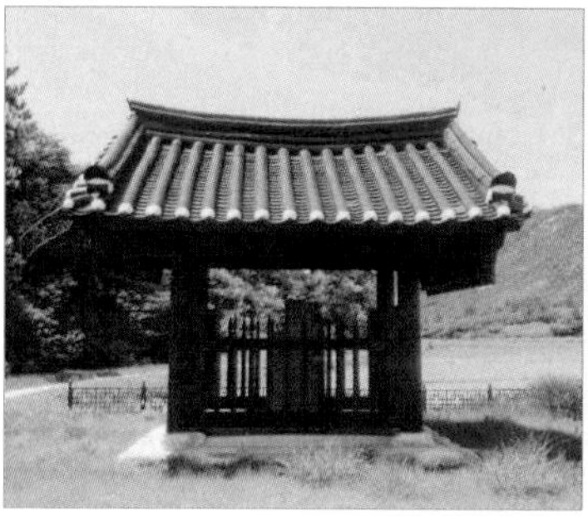

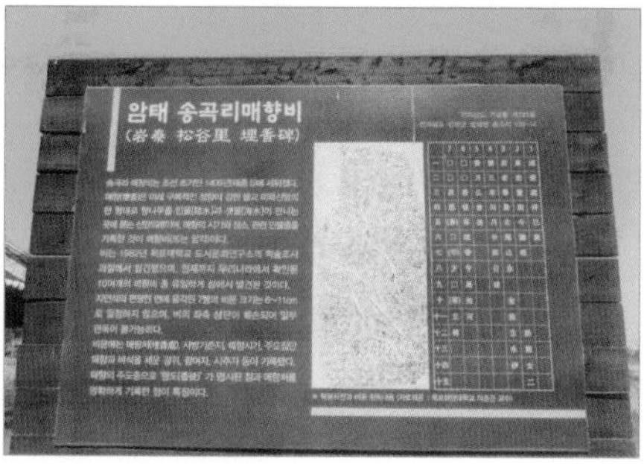

전남 신안군 암태면 송곡리 매향비

6 전남 신안군 도초면 고란리 고란 매향비

2009년 12월 16일, 신안군 향토유형문화재 제7호 지정.

고란 매향비는 고란리에서 면 소재지인 수항리로 가는 도로의 밭둑에 있다. 자연석의 표면을 고르게 다듬은 다음 구획을 정하여 글씨를 새겨 넣었다. 비의 뒷면에 건립 시기를 '순천 원년'으로 적고 있는 것으로 보아 조선 세조 3년인 1457년에 건립되었다는 것을 알 수 있다.

비문은 6행 11자로 이루어져 있는데 심하게 마모되어 판독이 어렵다. '도초도'라는 지명이 기록되어 있어 '도초'라는 이름이 등장하는 가장 오래된 유적으로서의 가치를 지닌다.

7 전남 영광군 법성면 입암리 매향비

2004년 9월 20일, 시도기념물 제224호 지정.

고려 공민왕 20년인 1371년과 조선 태종 10년인 1410년에 걸쳐 한 비석에 2회의 매향 사실을 기록하고 있으며, 주도한 이들이 향도라는 사실을 밝히고 있다. 그리고 1410년 10월 남향 200보 거리에 매향비를 세운다는 내용과 참여한 사람 이름, 시주자 이름을 적어 놓았다. 내용으로 보아 매향비로부터 북쪽 200보 거리에 침향나무가 묻혀 있다는 것을 알 수 있다.

1985년에 농지 정리사업을 하다가 하수구 정비 중 발견하여 1987년에 현재 위치로 옮겼다. 이 비석이 서 있던 골목을 '빗독거리'라고 불렀

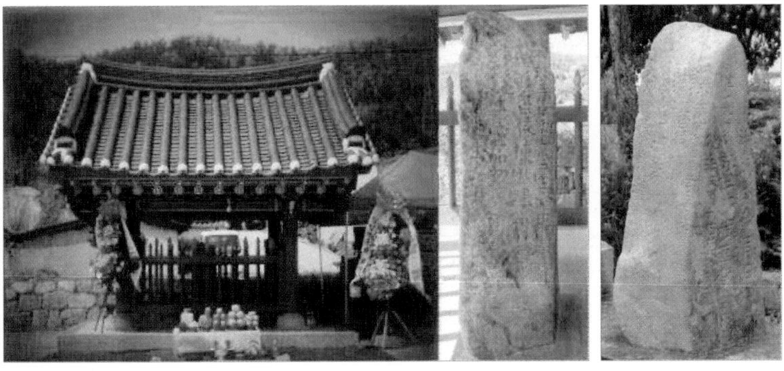

전남 영광군 법성면 입암리 매향비

는데, 옛날에는 마을 앞까지 바닷물이 들어왔었다는 걸 알고 있던 주민들은 이 매향비가 배를 매는 계선주(繫船柱)인 줄 알고 있었다.

8 충남 예산군 봉산면 효교리 매향비

2001년 6월 30일, 시도기념물 제155호 지정.

효교리 매향비는 단단한 화강암으로, 다른 곳에서 가져와서 쓴 것으로 추정하고 있다. 돌의 홈을 중심으로 왼쪽과 오른쪽에 비문이 새겨져 있는 것이 특징이다.

조선 태종 3년인 1403년 무렵에 조성된 것으로, 비의 밑에는 지석으로 추정되는 석재가 놓여 있어 고인돌의 개석(蓋石)에 매향한 내용을 기록한 것으로 보인다. 바위 위에 장방형의 홈이 두 개 있는데 각각 말(斗)과 되(升) 부피라서 '마되바위'라고 불렸는가 하면 보부상들이 말과 되를 재는 도량형 역할을 하였다는 일화가 전한다.

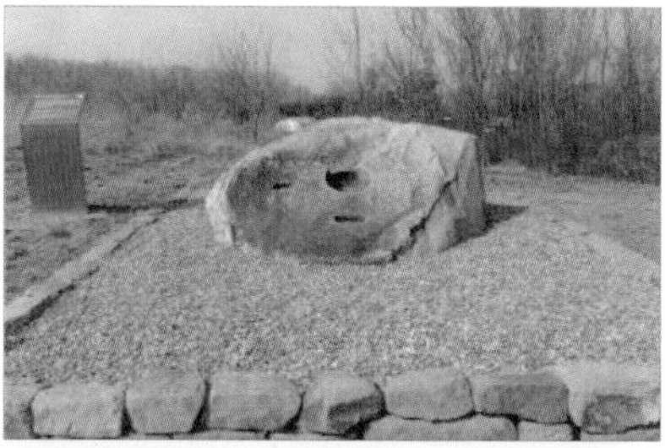

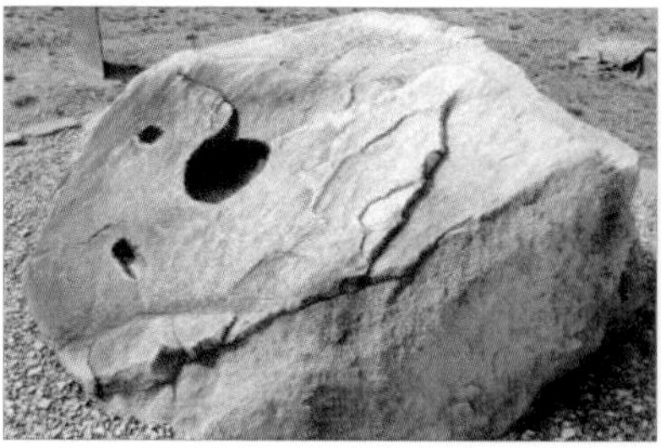

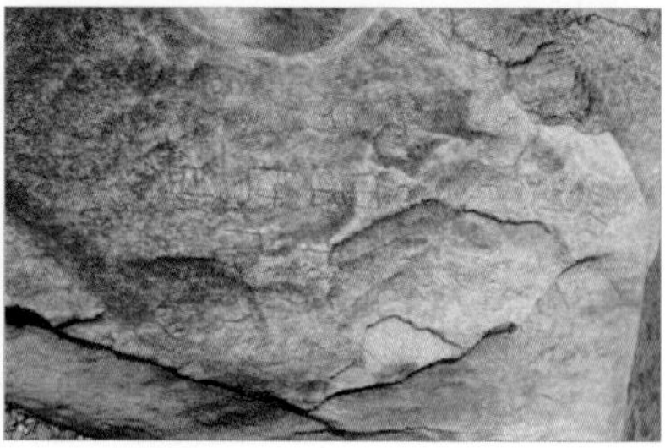

충남 예산군 봉산면 효교리 매향비

오른쪽 석각에는 '승려인 이산, 덕풍과 향도가 뜻을 모아 축대를 쌓아 비석을 올려놓고 고한다. 성에서 나와 용오리 들머리에 매향을 도감 승려들이 함께 하였다'라는 내용이, 왼쪽 석각에는 '뫼뿌리 사이에 일만(一万)을, 그리고 이칠(二七) 많은 나물로 향주(香主)가 미륵 앞에 매향을 하였다'라는 내용이 있다.

9 전남 해남군 마산면 맹진리 암각 매향비

1988년 12월 21일, 시도기념물 제137호 지정.

조선 태종 6년인 1406년에 매향의식을 치른 후 비문을 새긴 것으로, 이 지방에서는 왜구로 인한 피해가 극심하여 매향의식이 성행하였던 것으로 추정한다.

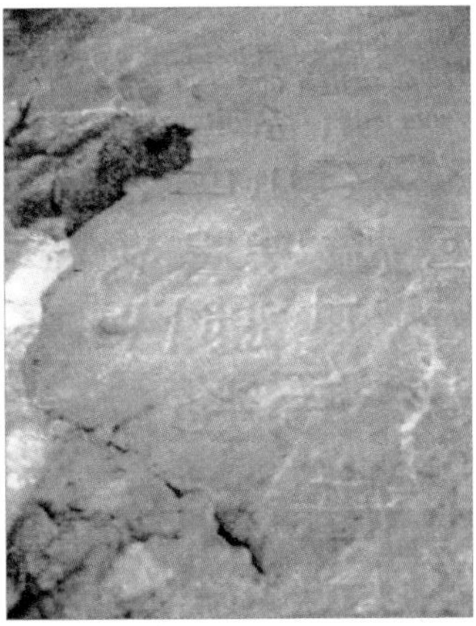

이 비는 만대산 북서쪽에 있는 일명 '장군바위'를 이용하였는데, 바위 틈 사이의 경사진 공간에 글을 새겨 글씨의 상태는 좋은 편이다. 향도 58명과 마을 주민 100여 명이 함께 모여 매향의식을 치렀다는 내용이 비문에 써 있다.

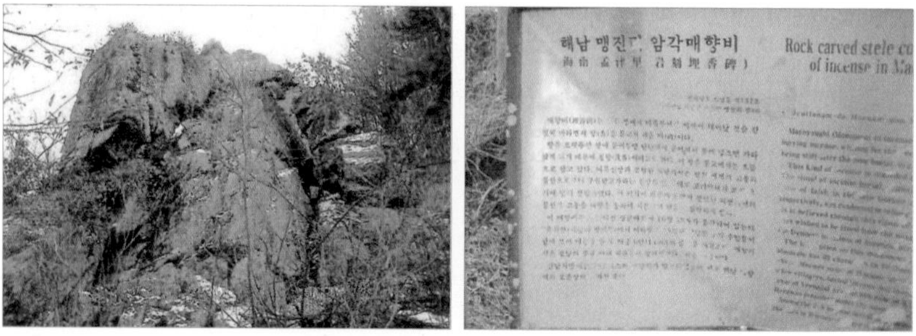

전남 해남군 마산면 맹진리 암각 매향비

⑩ 경남 사천시 향촌동 삼천포 매향 암각

경상남도 지정 유형문화재 제288호.

사천시 곤양면 흥사리 매향비와 함께 또 한 군데 과거 삼천포 지역이었던 곳에 암각된 매향비이다. 현재 경남 사천시 향토산 중턱의 처녀바위라 불리는 곳에 새겨 놓은 기록으로, 지역 주민들도 이 바위에 새겨진 글의 내용을 제대로 알지 못하여 그저 '향토산 처녀바위 글'이라고 부르던 바위였다. 매향비로 확인된 것은 1993년 지역 향토사 연구자였던 문옥상 선생에 의해서였다.

조선 전기 태종 18년(1418년) 승려와 신도들이 매향의식 후 기록한 것으로, 이 지역 지형이 아래쪽에 하향천이 흐르고 바닷물도 드나들어 지리적으로 매향을 하고자 하는 조건과 맞는다는 것이다.

내용에 보면 1417년과 1418년 두 차례에 걸쳐 행한 것으로 나타나는데, 여기에서 재미있는 것은 승려와 주민들이 함께 수륙무차대회(水陸無遮大會)라 하여 바다와 육지에 떠도는 영혼을 달래기 위하여 올리는 재 행사와 함께 매향의식을 거행했다는 점이다.

어촌마을에는 반드시라 할 만큼 생업을 위하여 바다에 나갔다가 불귀의 객이 된 많은 영혼이 있을 것이다. 이들과 함께 뭍에서도 한평생 흙을 파고 농사를 짓고 살다 생을 마감한 영가의 넋을 달래기 위해서 올렸던 천도(薦度) 성격의 재(齋)와 함께 미륵불의 용화세계를 염원한 매향의식을 함께하였던 것이다.

이 비에는 수륙무차대회 후 매향을 했다는 사실과 함께 매향에 참여한 승려와 시주자 30명 정도의 명단이 새겨져 있어 불교의식이라고는 하지만 승려들과 주민이 함께 대중적 행사로 치렀음을 알 수 있다.

매향비에 암각된 글귀를 통해서 매향을 주도한 사람과 연대, 위치, 매향집단, 발원자 등을 알 수 있으며, 비문의 해석에 의하면 1~8행이 발원문이며, 9~22행은 참여자 명단, 23행은 의식을 주관한 승려의 이름이며, 매향을 행한 장소는 구량량(仇良梁)의 용두머리라고 기록되어 있다.

남해를 비롯한 각지의 매향처의 이름에 유난히 용(龍)자가 많이 들어가는 것도 용과 미륵, 그리고 향중제왕이라는 침향과 이를 염원한 매향의 관계를 미루어 이해할 수 있는 부분이라고 할 것이다.

매향 암각 원문은 세월의 흔적을 고스란히 안고 사라진 글자가 다수 있어 완전한 해독이 어렵기는 하지만 대략 다음과 같은 내용이다.

영락 무술 2월(조선 태종 18년 2월, 1418년)에 비를 세운다. 우리 시방(十方)

시주들은 각기 다른 몸과 마음을 닦아 구량량(仇良梁) 등지와 용두초지(와룡사의 초입지)에서 정유년(1417년) 2월 15일과 무술년(1418년) 2월 15일에 수륙무차대회(불가에서 바다와 육지에 있는 고혼과 아귀를 위하여 올리는 재)를 베풀고 이 침향포(沈香浦)에서 각기 향목(香木)을 취하여 침향(沈香)한 연후에 여러 비구(比丘)와 시방 시주의 이름을 다음과 같이 적는다.

〈매향 암각 원문〉

永樂戊戌二月 日碑

夫我十方施主客自動

修仇良梁木處

龍頭初地丁酉二月

十五日戊戌二月十五

日當陣水陸無遮大會

至此沈香浦洛聚香木沈香

然後焉諸此丘十方施主具近于後

大施主前剌率金壽山

同落風晋山郡夫人姜氏

良燕万戶尹膽

이하는 여러 지역의 시주와 승려의 이름이 보이는데 전직이 종1

품 판사(判事)와 정5품 사의(司議)와 현직 구량량(仇良梁) 만호(萬戶) 및 사직(司直), 사정(司正), 부사정(副司正) 등 전·현직 지방관리와 몇몇 일반인(姜洛東, 李貴, 朴逢), 그리고 다수의 승려의 이름이 보인다. 그리고 대화주(大化主)로는 승려인 신관(信寬)과 지성(志成)이다.

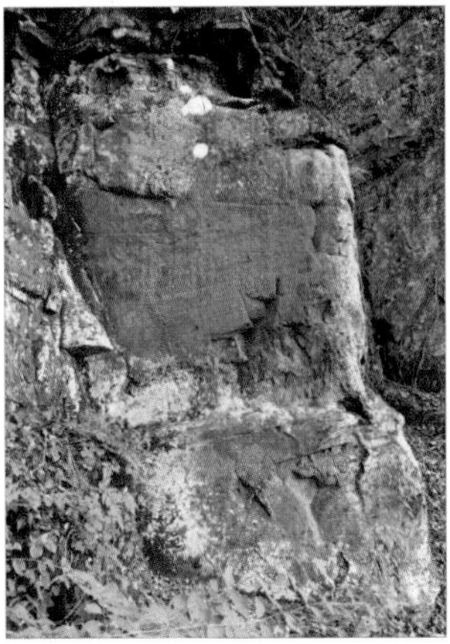

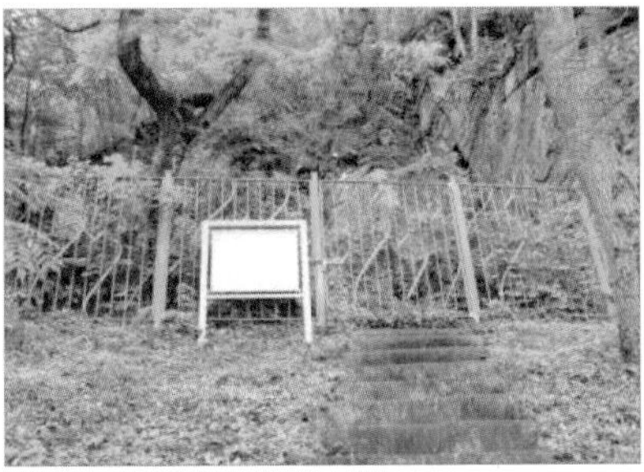

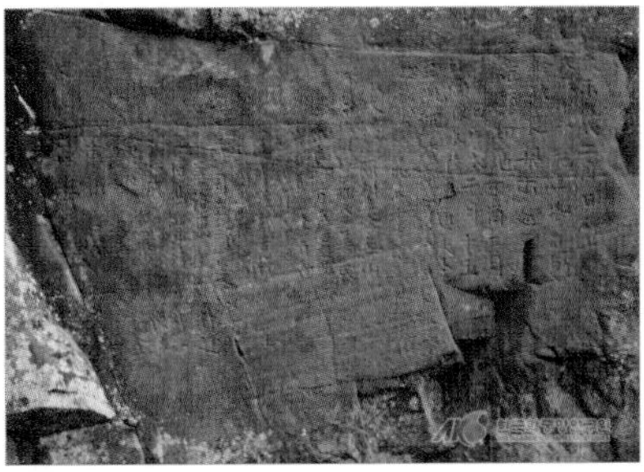

경남 사천시 향촌동 삼천포 매향 암각

⑪ 전남 장흥군 용산면 덕암리 암각 매향명

2004년 9월 20일, 문화재 자료 제252호 지정.

조선 세종 17년인 1435년에 매향 사실을 기록한 비석이다. '1435년 10월에 많은 사람이 발원하여 남남동향에 향목(香木)을 묻어 두었는데, 주도한 향도(香徒)는 홍신이다'라는 내용이 써 있다.

조선 초기에 억불정책이 가장 심했음에도 불구하고 불교의식이 존

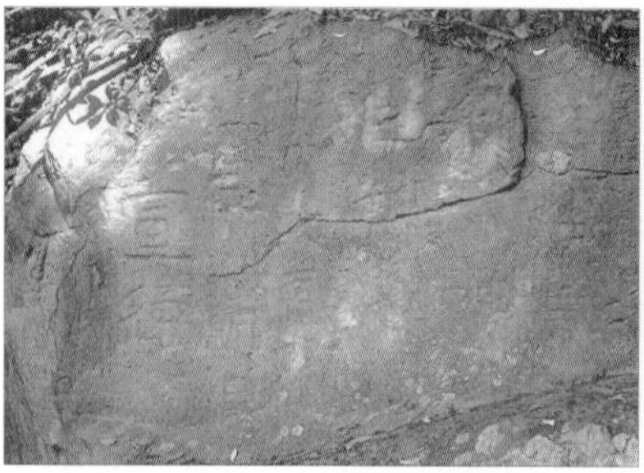

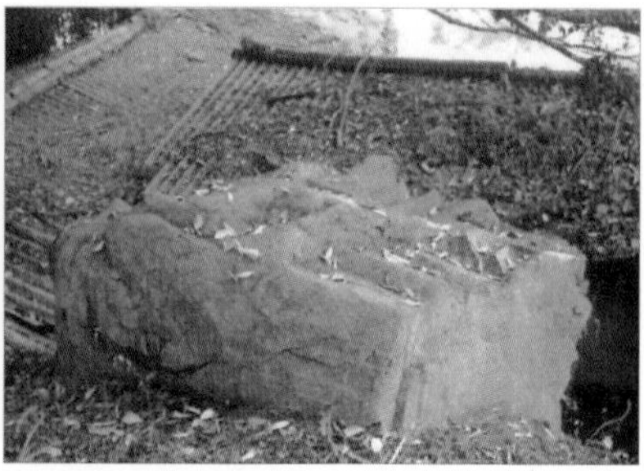

전남 장흥군 용산면 덕암리 암각 매향명

락사회에서 계속되었다는 것을 알 수 있다. 조선시대 불교사, 사회사, 향촌문화 연구에 귀한 자료가 되고 있다. 또한 이 매향명의 특징은 영암 엄길리 암각 매향명과 같이 왼쪽에서 오른쪽으로 읽게 되어 있다는 점이다.

앞의 설명에서 보듯이 고려 말부터 조선 초에 이르기까지 우리나라 전역에서 매향의식이 실시되었고, 그 징표로 매향비를 남겨두었다. 북으로 서쪽은 평안도 정주에서부터 땅끝인 해남에 이르기까지, 그리고 남해안은 물론 동쪽은 북쪽 고성 삼일포까지 그동안 밝혀진 곳만 11지역에 이른다.

소재지와 건립 연도를 살펴보면 다음 표와 같다(문옥상(1993) 논문 〈향촌 매향비에 대한 소고〉, 한국문화원연합회).

비명	소재지	건립 연도	왕조
고성 삼일포 매향비	강원도 고성군 삼일포 남쪽	1309년 8월	고려 충선왕
정주 매향비	평남 정주군 덕언면 침향동	1335년 3월	고려 충숙왕
영암 매향비	전남 영암군 서호면 엄길리	1344년	고려 충혜왕
영광 법성 매향비(1)	전남 영광군 법성면 입암리	1371년	고려 공민왕
사천 곤양 매향비	경남 사천시 곤양면 흥사리	1387년 8월	고려 우왕
삼천포 매향비	경남 사천시 향촌동	1418년 2월	조선 태종
암태도 매향비	전남 신안군 암태면 송곡리	1405년 4월	조선 태종
해남 매향비	전남 해남군 마산면 맹진리	1406년	조선 태종
영광 법성 매향비(2)	전남 영광군 법성면 고법성마을	1410년	조선 태종
해미 매향비	충남 서산군 해미읍 읍내리	1427년 8월	조선 세종
장흥 매향비	전남 장흥군 용산면 덕암리	1435년	조선 세종

남해 매향비를 복원하다

경남 남해군에서 매향비를 발견한 것은 참으로 아이러니하였다. 남해안 지역에 사천 매향비와 함께 남해에도 매향을 하였을 것이라 생각하던 차, 1998년에 동대문문화원장으로 취임하고 우연하게도 남해군과 동대문구가 자매결연의 인연을 맺게 되어 수차례 남해를 방문하게 되었다.

그때 들은 이야기로, 과거 남해군 이동면 석평리 용두산 기슭 바위에 글씨가 각자(刻字)되어 있어 이 지역을 '글씨 몽팅이'라고 불렀다는 것이다. 글씨 몽팅이란 글씨가 새겨진 바위 모퉁이라는 뜻이다.

그곳에서 1982년경 남해군의 국도 19호선 확장공사를 할 때, 글씨가 새겨진 바위가 나왔다. 그러나 당시만 해도 지금과 같이 금석문에 대한 관심도 없었고, 문화의식도 낮았던 탓에 그게 어떤 의미를 지닌 것이 아니고 그냥 낙서와 같은 것이라고 생각해서 파낸 뒤 일부는 기계로 부숴버리기도 했다는 것이었다.

이 이야기를 듣는 순간 직감적으로 '매향비'라는 생각이 들어서 당시 남해문화원 향토사 연구소장이며 한학자였던 하종현 어른(후에 남해군 유도회장 역임)을 만났다. 그리고 매향비에 대한 말씀을 드리고 그 바위를 반드시 다시 찾아야 한다고 간곡한 부탁을 드렸다.

그 뒤 하종현 어른에 의해 깨진 바위를 찾아 거기에 새겨진 글씨를 찾아본 결과, '두룡포하매향우 용화미륵헌불전(頭龍浦下埋香于 龍華彌勒獻佛前)'이라는 14자를 발견하게 되었다.

하지만 안타깝게도 총 28자 중에 앞쪽에 새긴 14자는 깨져서 판독할 수가 없었다. 그나마 다행인 것은 매향의 위치와 당시 매향의식을 행했었다는 사상은 확연히 기록되어 있었다. 용화(龍華)와 미륵(彌勒) 모두 미래를 뜻하는 단어이며, 불(佛)이란 부처님을 의미하므로 이는 미래를 내다보고 미래불인 아미타불(미륵불)이 현신하기를 염원하는 마음을 담았다 할 것이다.

그 후 하종현 어른은 직접 현장을 답사하여 당시의 매향비가 있었던 위치, 인근의 부락과 산, 그리고 하천에 대하여 세세하게 그림을 직접 그려서 내게 보내오셨다. 그래서 나는 하종현 어른에게 남해문화원과 함께 매향비를 복원해야 한다고 건의를 하였다. 하지만 당시 공무원들이 그 어른의 말을 듣지 않았고, 매향비 복원이 어렵다는 말을 듣게 되었다.

이제야 밝히는 바이지만 남해군에서 돈이 없어서 못하는 거라면 내가 그 돈을 후원할 테니 반드시 건립해 주십사 종용했었다. 그러는 한편 요로(要路)를 통해 당시 남해 군수였던 김두관(전 행정안전부 장관, 국회의원) 군수에게 남해 매향비에 관한 이야기를 전달하였다. 그리고 그 당시 공사를 맡았던 회사 대표를 찾아, 글자가 새겨져 있던 그 바위를 기념 삼아 자기 집 정원에라도 갖다 놓지는 않았는지 알아봐 달라고 부탁하였다.

그래서였는지 몰라도, 내가 후원금을 전달하기로 한 일주일쯤 전에 하종현 어른에게서 연락이 왔다. 남해군에서 매향비 복원사업을 추진하기로 했다는 것이었다. 매향비 인근에 용두산(龍頭山)이 있고, 그 가까운 서남쪽에 청룡산(靑龍山)이 있으며, 매향비는 배산(背山)인 원산(猿山) 기슭에서 흘러내린 하천 인접한 곳에 있었다. 매향을 하는 장소가 대개 민물 하천과 바닷물이 만나는 갯벌 지역이라는 특징을 생각할 때 적지가 아닐 수 없었다.

이후 남해군에서는 남해문화원과 함께 매향비를 복원하여 오늘날까지 전하게 되었지만 아쉬운 점은 14자를 영원히 찾을 수 없다는 점이다. 하지만 그때 그렇게라도 하지 않았다면, 그리고 하종현 어른이 내 말을 듣고 달려가 남은 글자라도 적어 놓지 않았더라면 그마저도 모두의 관심 밖으로 영원히 사라져버렸을 것이다.

또 하나 남해 매향비 복원을 통한 의의는, 고려 말 남해 사람들의 생각과 당시의 생활과 종교적 신념 등 많은 과거의 문화를 그 속에서 유추해낼 수 있었다는 사실이다. 당시 개경에서부터 짚어본다면 남해 땅은 그야말로 이 나라의 끝이었다. 그래서 남해는 이후 조선시대에서도 유배지로서 많은 선비들이 위리안치되었던 곳이다. 그래서 아직도 그곳엔 여러 문헌들과 유배문화가 남아 있다.

이런 남해 사람들의 미래를 향한 염원에 가장 덕을 본 사람 중 한 사람이, 바로 남해 금산의 보리암에서 기도를 하고 조선을 건국한 이성계라는 데에까지 생각이 미치게 되었다.

우리 조상들은 후손들을 위하여 이처럼 모든 것을 준비해 두었다. 그런 조상들을 존경하고 흠모하며 예우하는 것은 당연하고도 아름다운 일이다.

그러나 우리는 일제에 의해서 당연하고도 아름다운 우리 문화를 말살당했고, 조국 근대화의 열기와 함께 어우러진 한국 개신교의 유일신에 대한 아집은 이런 모든 것을 미신으로 몰아붙여 심지어 내 부모에게 올리는 제례마저도 미신이 되어 버렸다.

일제가 우리의 문화를 말살하면서 한편에서는 가장 완벽하게 우리 문화유산을 훔쳐가서 자기네 것인 양 뻔뻔스럽게 자랑하고 있다. 매향

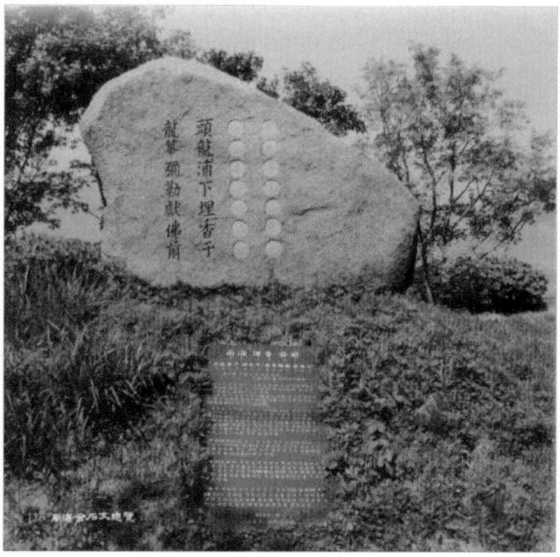

남해 매향 기념비

문화를 기념하기 위해 1999년에는 '매향 찾기 운동'이 있었지만 지속되지 못하고 있다는 아쉬움이 있다.

침향이 우리에게 던지는 화두는 무엇일까? 정신 차리라는 것 아닐까? 이제부터라도 정신 차리고 우리 것을 지키고 가꾸어 더는 남에게 빼앗기고 억울해하는 우매를 범하지 말라는 것이다.

조상과 신에게 향을 올리므로 보은하는 아름다운 마음의 문화와 선조들에게 물려받은 은근과 끈기의 문화, 그리고 몇 백 년이 걸리더라도 이루어내는 명품문화, 생활 속에 스며있는 갖가지 아름다운 전통문화들. 이 찬란한 문화를 가꾸어 새로운 천년에는 세계 속에서 주도적인 문화로 키워나갈 때 새로운 미륵의 세상이 도래할 것이라는 장엄한 메시지임이 분명하다.

우리나라에 현대에 와서 침향이 들어오고 세계시장에 침향 공급국으로 부상될 수 있었던 것은, 그동안 잊혀지다시피했던 약재에 대한 관심은 물론 그동안 대를 이어 치료해온 신장 질환에 대하여 한약적 처방으로 보다 치료율을 높이고자 하는 의지가 있었기 때문이기도 했으며, 오늘 우리나라에서도 침향이 제약회사나 여러 한의사들에게서 회자되는 원인 중에는 사이트 품목으로 지정된 사항을 대신할 약재가 침향밖에 없다는 점도 작용하였으리라 생각한다.

거기서 한 발 더 들어가 문화로서의 침향에까지 관심을 가지면서 아마도 선조들의 염원이 오늘에서 매듭을 맺는 게 아닌가 싶기도 하다.

침향에 대한 우리 민족의 염원이 매향의식(埋香儀式)을 낳게 하였고, 선조들의 한 맺힌 열망이 이제 결실을 거두어 천 년이 지난 후 전국의 도처에서 매향비가 발견됨과 동시에 작지마는 침향을 통하여 환자들을 돌보고 우리나라에 침향의 존재를 가장 직접적으로 알리게 되었다고 생각한다.

이런 일련의 일들은 우리 조상들의 염원이 하늘에 닿아 이루어진 것이 아닌가 하는 생각이 한편 들기도 한다. 그리하여 수년 전 침향에 대한 소회를 짧으나마 몇 줄 시로 남겼으며, 여기에 전한다.

침향(沈香)

김영섭

천 년을 살며 가슴속에 응어리진
그 무엇이 있어
이토록 무거운 향기로
심연에 가라앉고 마는가

수천 년을 거슬러
신라 고려의 향기도 부족하여
온 역사를 그 향기로 얽어매고
이제 내 앞에 나타나 있는가?

머나먼 열대의 씨앗으로 자라
천 년의 상처를
그 향기로 온전히 품고서
천지 온 기운을 끌어모아
힘을 주는가

천하의 미색도 반해버린
그 고결한 생명의 향기에
조물주의 속 깊은 뜻을 품었는가

장구한 세월 안으로 삭혀
향이 되고 약이 되어
영원히 썩지 않을 그 숭고함이여…

가짜 침향, 유사 침향

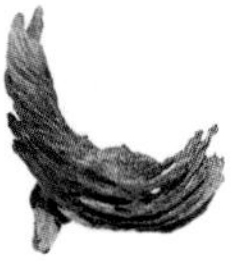

근래에 들어 침향의 수요는 계속 늘어나는 반면 공급은 매우 미미하므로 가격도 계속 상승세를 타고 있다. 이런 약점을 이용하여 시중에는 유사품이나 저급의 가짜 침향들이 많이 유통되고 있다. 그중 가짜 침향이 가장 많이 유통되는 곳이 홍콩과 일본이다.

침향의 학명은 'Aquilaria Agallocha Roxb.'로 통상 AAR이라 하는데, Aquilaria과의 식물로 통상 Agarwood, Agar, Aloeswood, 그리고 Aquilaria 등으로 불리기 때문이다. 그러다 보니 같은 Aquilaria과의 모든 식물을 침향으로 해석하는 경우가 있다. 그러나 옛날부터 AAR(Aquilaria Agallocha Roxb.)만이 유일한 침향으로 인정됐다.

하지만 앞에서도 이야기한 것처럼 AAR의 공급량이 너무 적어서 일본, 인도, 중동 지역에서는 Aquilaria에 속하는 과(Genus)의 모든 식물과 기타 식물들도 통칭하여 침향이라 일컫고 있다. 그중 제일 대표적인 것이 바로 'Aquilaria Malaccensis Lamk(AML)'이다.

우리나라에서도 침향의 신기한 약효와 미묘한 향기를 많은 사람들이 흠모하였지만, 일반인들은 감히 접할 수 없는 희귀품이었기에 선조들은 매향(埋香)이라는 대체품을 개발하기까지 하였다.

매향(埋香)은 침향목이 아닌 향목(香木)을 육지와 근접한 바닷가 갯벌에 담가놓고 수백 년이 지난 후 목질이 단단해지고 심심한 향기를 내면 완성되는 것이다. 이것을 침향이라 하긴 하였으나, 어디까지나 대체품에 지나지 않고 약용으로도 사용할 수 없는 것이었다.

침향의 유사품 중 대표적인 것으로 'AML'을 꼽는데 일본에서는 침향을 6등급으로 구분하며 AML 역시 AAR 다음으로 인정되는 고급 품목이고, 6등급 중 최상의 4개 등급은 모두 AAR과 AML로 구성되어 있다. AML도 AAR과 같이 인도나 동남아시아가 주요 산지인데 AAR보다는 구하기 쉽다.

그러나 1994년 환경보호를 위한 '워싱턴 공약'에서 '국제멸종위기동식물(CITES)'로 분류되었기 때문에 대부분 국가에서는 AML과 AML 관련 상품들의 정식적인 교역을 금지하고 있다. 그런데 AAR은 다행히 CITES 품목으로 지정되지 않아 합법적인 무역 거래가 이루어지고 있다.

소량의 침향 공급에 비해 현재 중국, 홍콩, 일본, 인도, 동남아시아 및 아랍 국가에서는 침향(AAR)과 AML 교역이 대량으로 이루어지고 있는 기현상을 볼 수 있다. 이것은 산지는 아니지만 CITES 동식물 거래를 엄격히 금지하는 국가(일본, 홍콩)에서는 일본 소비자의 혼란을 야기하기 위해서 대다수 제공업체는 정확한 품명(학명)을 명기하지 않고 있다고 한다.

그 때문에 실제 세계시장에서 거래되고 있는 AAR과 AML, 그리고 이것이 함유된 상품들은 대부분 가짜 제품이라는 것이 정설이라고 한다. 또한 근래에 진품 침향의 무역거래량은 극히 제한적으로 되었다고 한다.

여러 나라 중 베트남에서 생산되는 것이 가장 수지 함량이 높은 양질의 침향인데, 현재는 베트남 정부에서조차 보호 품목으로 정하고 있으며 매년 침향의 시장공급량을 엄격히 제한하기 때문에 현재는 소량의 침향만이 거래되고 있다.

때문에 현재 시장에서 볼 수 있는 침향 대다수는 인위적으로 모방 제작한 가짜 침향으로 진품을 구하기란 매우 힘들며, 가짜 침향이 성행됨에 따라 제조기술도 발달하여 침향의 진위 판별이 매우 까다로워지고 있다.

가짜 침향의 특색은 인공향료를 주입하거나 염색을 한 거라서 약효가 없음은 물론 과다 복용 시 신체에 해로운 위험이 있으므로 더욱 주의를 필요로 한다.

현재 시장에서 유통되고 있는 가짜 침향 또는 침향 유사품은 다음과 같이 4가지 정도로 크게 나눌 수 있다.

(1) 일반 목재에 색채와 인공향수를 주입한다.

(2) 침수되는 목재에 인공향료를 주입한다.

(3) 그밖에 향기나 수지가 있는 목재 등이 있다.

(4) 흑단 등 비중이 높은 나무를 침향목이라고 속이기도 한다.

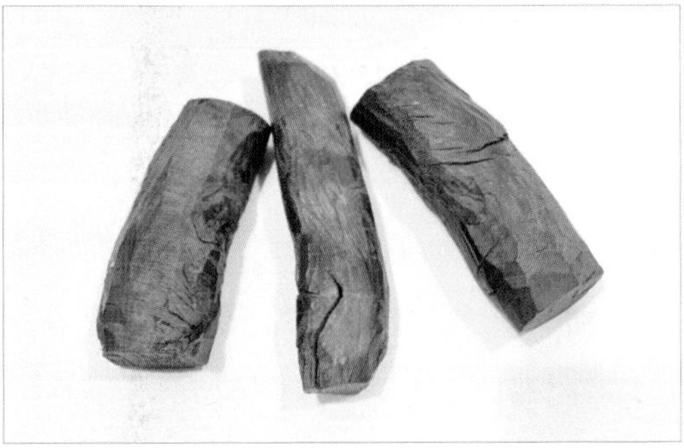

가짜 침향

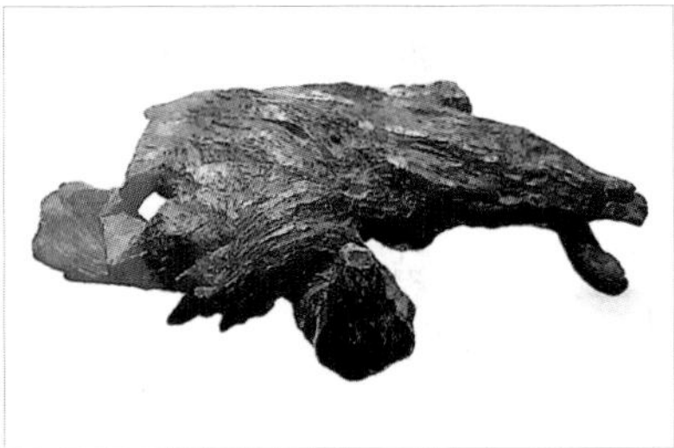

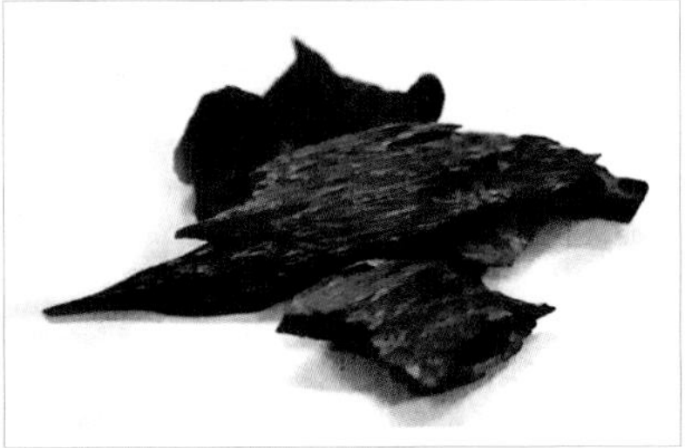

색상만 비슷한 저품질의 침향들

가짜 침향의 가장 큰 특색은 연소하기 전에 강한 향기가 난다는 것이다. 진짜 침향은 연소 전에는 어떠한 향기도 나지 않는다. 그리고 침수 여부가 침향 등급을 판단하는 제일 중요한 기준이 되자 많은 가짜 제조자들은 침수되는 목재에 인공향료를 주입하여 소비자를 속이고 있다.

가짜 침향의 특징으로는 여러 가지가 있는데 다음과 같은 점에 관심을 가지고 주의하면 가짜를 쉽게 구별할 수 있다.

첫째, 이름은 'Aquilaria Agallocha Roxb.'로 불리지만 복용을 할 수 없거나 복용을 금한다.

둘째, 연소도 시키기 전에 덩어리에서 향기를 맡을 수 있다.

셋째, 연소를 시켜도 짙은 연기가 나지 않고 기름이 끓는 현상도 볼 수 없다.

넷째, 연소를 시키면 향기가 몹시 맵고 화장품 같은 인공향이 나온다.

다섯째, 밀폐된 공간에서 태우면 냄새와 함께 두통을 일으키게 된다.

여섯째, 외관상으로 볼 때는 많은 수지를 함유하고 있지만 침수가 되지 않는다.

일곱째, 물에 넣었을 경우 흑색 및 기타 염료가 흘러나온다.

여덟째, 침향 덩어리를 만졌을 때 손에 기름이나 염료가 묻는다.

이상은 가짜 침향이 가지고 있는 극히 일부 요소이다. 침향 등급과 마찬가지로 침향의 진위를 감정하는 경우도 단일 특성만이 아닌 총체적 요소를 고려해야 한다.

예로부터 침수 여부만으로는 침향의 올바른 진위 판단이 어렵다고 알려져 있다. 앞에서도 말했듯이 이 지구상에는 20여 종의 침수되는 목재들이 있고 또 수지를 생성시키는 나무들도 많은 종류가 있기 때문이다. 따라서 모든 것이 그러하듯 침향의 진위 판별을 위해서는 전문가의 감정이 필요하다.

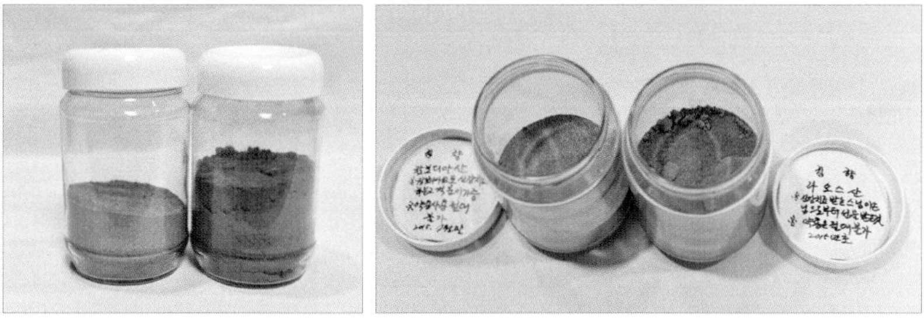

캄보디아 산과 라오스 산 침향. 내복약으로는 절대로 사용할 수 없는 저품질

침향의 또 다른 시작, 침향의 대중화

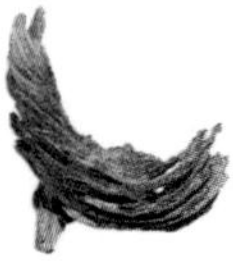

'침향의 시대가 도래하겠구나.'

40여 년 전에 침향을 처음 접하고 난 후 침향을 임상에서 30여 년 넘게 써오면서 자주 이런 생각을 해왔다. 침향의 독보적이고도 탁월한 효능을 대체할 만한 것이 없음을 절감할수록 더욱 그랬다. 단언컨대 침향은 내가 아는 한 최고 중 최고이다. 침향의 대체품 또한 없으며 어떤 뛰어난 기술력으로도 침향이 가진 특성을 똑같이 만들어낼 수 없다.

이러한 침향의 희소성과 특수성으로 인해 침향은 먼 옛날부터 한 나라의 임금이 다른 나라의 임금에게 또는 임금이 신하에게 주는 선물 품목 중에서 최고 대우를 받았다. 침향은 지금까지 '최고'라는 수식과 찬사를 다른 것에 빼앗긴 적이 한 번도 없었다. 침향은 굳건하게 '제향(諸香)의 왕' 지위를 누리고 있다.

사람들이 다이아몬드에 열광하는 것도 그 희소성 때문이다. 그런데 어떤 점에선 다이아몬드보다도 더 귀하고 가치 있는 게 침향이다. 그러다 보니 아직 침향이라는 이름조차 들어보지 못한 사람들이 많다.

또한 현재까지 침향의 실물을 접해본 사람은 극히 일부이다. 워낙 희귀하고 은밀하게 오가다 보니까 일반 사람들에게 침향은 마치 말로만 존재하는 신화 속 영물(靈物) 같은 존재였다. 그리고 실제로도 침향은 오랜 역사를 거쳐 오면서 수많은 이야기가 전해온다.

침향의 존재를 알게 되는 순간 사람들은 침향에 매료되고 만다. 침향을 직접 확인해 보고 싶어 하고, 침향을 갖고 싶어 한다. 한번 손에 들어온 침향은 절대로 내놓고 싶지 않게 되고, 더 좋은 침향과 최고의 침향을 원하는 욕망이 생긴다. 누구인들 침향에 매혹되지 않을 수 있겠는가.

나 역시 침향에 매혹되어 살아온 지 어느새 40년이 넘는다. 침향이 신장 질환 치료에 탁월한 효능이 있다는 사실을 알게 된 뒤, 임상에서 실제로 신장병 환자들의 증상이 개선되는 걸 보면서 침향에 감사하고 감사하였었다.

나는 침향과 함께 해오면서 울고 웃었다. 이런 최고의 약재가 너무 희소해서 쉽게 구해지지 않음에 안타까웠고, 그렇게 어렵게 구한 침향이 신장병 환자의 삶을 다시 일으켜주는 기적을 경험할 때는 희열을 느꼈다.

그렇게 수십 년 동안 침향을 주 약재로 하여 신장 질환을 치료해 오다 보니 어느새 침향 전문가가 되어 여기저기에서 침향에 관한 의학 정보와 자문을 많이 구하러 온다. 국외의 경우는 단언할 수 없지만, 국내의 경우 침향을 약재로 한 처방을 이렇게 오랫동안 써오고 있는 의료인은 내가 거의 유일할 것이다. 그러다 보니 개척자의 심정으로 매 순간 신중을 기할 수밖에 없었다.

무엇보다도 내가 사용하는 침향이 최고 등급이다 보니 매번 구하기도 만만치 않고, 가격도 워낙 고가여서 인간적인 갈등이 전혀 없는 것은 아니다. 그러나 최고 등급이어야만 기대하는 효능을 얻을 수 있다는 걸 알기 때문에 다른 선택을 할 수 없다. 가끔 이런 질문을 받을 때가 있다.

"왜 침향이어야만 하는가?"

안타까운 현실이지만, 침향만이 침향의 효능을 갖고 있기 때문이다. 내가 아는 한 침향을 대체할 약재는 아직 없다. 침향은 그만큼 우월하고 우수하다.

이러한 침향의 탁월한 효능을 생각할 때 침향은 진즉에 대중화가 됐어야 마땅하다. 그러나 다이아몬드 이상의 희소가치 때문에 침향은 일부 특권층 사이에서만 애용되었다. 침향을 손에 쥔다는 것은 권력이나 높은 지위를 얻었을 때나 가능한 일이었다. 아니면 최고 권력자들의 하사품에 침향이 들어가 있다면 그 사람은 권력자로부터 최고의 신임을 받고 있다는 증거이다.

침향을 직접 보고 싶다는 열망, 침향을 경험해 보고 싶다는 열망, 당

대가 아니라면 후손에게라도 경험하게 해주고 싶다는 열망이 얼마나 컸으면 매향 문화까지 생겨났을까. 산삼의 희소성 때문에 장뇌산삼이 키워지고, 다이아몬드의 희소성 때문에 큐빅이 만들어졌다.

그러나 침향은 진품이 아니면 그 고유의 효능이 없으므로 등급이 높을수록 가격이 천정부지이다. 베트남 등의 나라에선 침향감정사까지 두면서 침향의 등급을 엄격하게 분류하고 있지만 워낙 채취량이 적기 때문에 좋은 침향을 구하는 일이 쉽지 않다.

최고 등급의 약용 침향은 1g에 수십만 원에서 수백만 원을 호가하기도 한다. 그런 침향을 약재로 했을 때만 비로소 침향이 가진 효능을 기대할 수 있다. 하지만 누가 그런 침향을 선뜻 구입해 쓰겠는가. 침향을 약재로 한 치료약이나 제품이 고가일 수밖에 없는 이유이기도 하면서 대중화가 쉽지 않은 배경이다.

침향의 우월한 기능과 효능이 알려지면서 10여 년 전부터 침향을 소재로 한 제품들이 상용화되기 시작하였다. 요즘엔 침향 팔찌와 침향

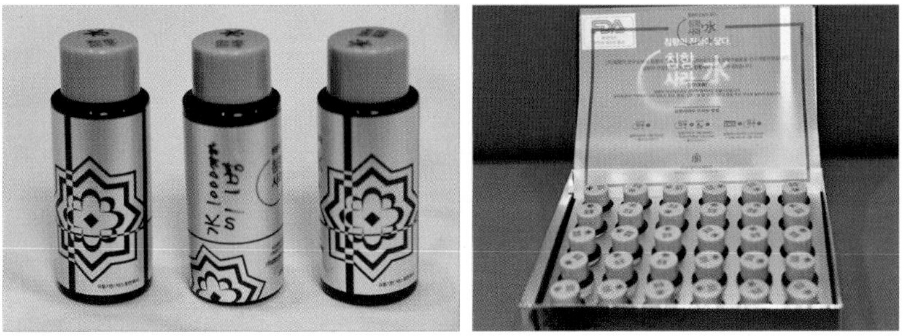

침향 추출 액체 고형차

목걸이 등의 장신구를 인터넷에서도 쉽게 구입할 수 있다.

물론 저가에 구입할 수 있는 침향 제품들은 유사제품이나 순도가 낮은 침향으로 만들어진 것이다. 약재로도 구하기 어려운 최고 등급의 침향을 팔찌나 목걸이로 만든다는 것은 상상도 할 수 없는 일이다.

주목할 점은 최근 몇 년 사이에 침향을 원료로 한 다양한 종류의 건강식품이 나와서 각광받고 있다는 것이다. 나아가 침향 치약과 침향 비누까지 나왔다. 침향 분말, 침향차, 침향환, 침향 녹용환, 침향수, 침향 공진단 등은 현재 홈쇼핑에서도 절찬리에 팔리고 있다.

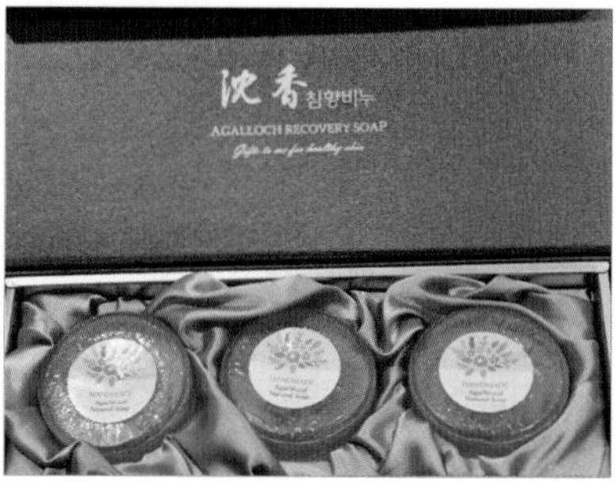

침향을 원료로 만든 비누

그리고 피우는 향 선향(線香)도 여러 가지가 있지만 얼마 전부터는 목재를 바로 사용하는 훈증기가 인기이다. 선향과 달리 연기 없이 타면서 좋은 침향 향을 음미할 수 있다. 선향은 태우면서 향을 품어내고 연기가 생겨 훈증기 향료보다 못하다.

침향 제품이 판매되는 곳에서는 어김없이 침향의 뛰어난 효능에 관해서 설명하고 있다. 침향이 들어간 해당 식품을 먹는 것이 얼마나 큰 행운인지를 여실히 깨닫게 해준다. 어느 누가 그렇게 탁월한 효능이 있는 침향을 탐내지 않겠는가. 침향의 효능을 설명하는 쇼핑호스트의 말이 끝나기도 전에 대부분의 사람들은 '당장 침향을 먹어보고 싶다',

'당장 침향을 접해보고 싶다'는 구매 욕구가 생길 것이다.

그러나 이런 질문은 누구도 하지 않는다. 이런 대답은 누구도 하지 않는다. 사용한 침향이 어디에서 생산된 어떤 등급의 것이며, 어느 만큼의 함량이 들어간 것인지에 대한.

100g의 침향 분말을 고작 몇 만 원에 팔고 있고, 10%의 침향이 들어 있다는 침향환(沈香丸) 수십 개를 몇 만 원대에 팔고 있다. 이러한 제품들을 먹었을 때 과연 침향의 효능을 얼마나 기대할 수 있을까. 잘 모르는 사람들은 침향의 등급에 따른 효능의 차이 또한 잘 알지 못한다.

어떤 침향은 아예 식용으로도 쓰면 안 되고, 어떤 침향은 식용으로는 가능해도 약용으로는 효과가 미미하다. 결국 최고 등급의 침향이 아니라면 침향을 원료로 만들었다는 의의가 없는 것이다. 최고 등급의 침향을 넣었다는 건강식품을 수만 원에 팔고 있는 것은, 1캐럿짜리 최고의 다이아몬드라면서 몇 만 원에 팔고 있는 것과 같다. 베일에 감춰져 있던 침향이 사람들에게 알려지는 게 반가우면서도 경계의 시선을 거

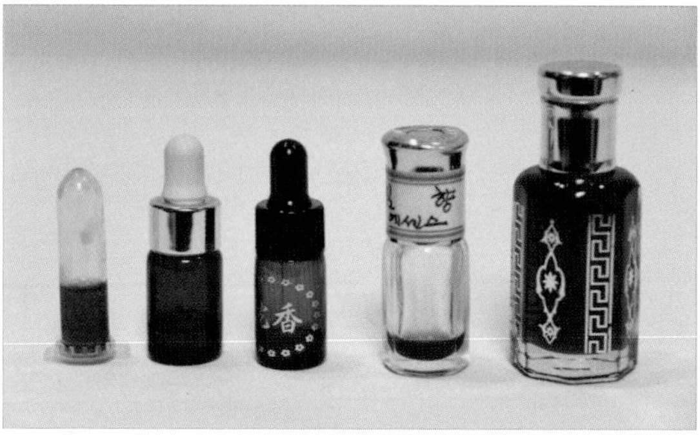

침향을 원료로 한 에센스 제품

둘 수 없는 건 그 때문이다.

그러나 침향의 진품 여부와 등급을 따지기에 앞서 침향의 대중화가 갖는 의의는 절대 작지 않다. 그 긴 역사를 거치면서 사실 침향은 일반인에게는 범접할 수 없는 존재가 아니었던가.

그런데 지금은 마음만 먹으면 누구라도 침향으로 만든 팔찌를 찰 수 있고, 침향 치약으로 이를 닦고, 침향이 들어간 건강식품을 먹을 수 있다. 그만큼 침향이 대중화되었다. 구중궁궐이나 고관대작의 집에서만 볼 수 있던 침향이 비로소 평범한 사람들 속에 거할 수 있게 된 것이다.

30~40년을 침향과 함께 살아왔다고 해도 과언이 아닌 나로선 요즘과 같은 변화가 반갑기도 하고 한편으론 걱정도 따른다. 침향의 가치가 훼손되지 않고 지켜질 수 있었던 것은 침향의 대중화가 동반되지 않았던 이유도 한몫하기 때문이다.

흔해지고 많이 알려지면 가치가 퇴색하고 변질할 수 있다. 오용될 수 있다. 왜곡되고 과장되고 악용될 수 있다. 따라서 나를 포함한 의학계 종사자들과 침향 관련 전문가들, 그리고 정부의 관리 감독기관에서는 그에 대한 경계를 늦추지 말아야 한다.

어떤 의미에서 침향은 지금 새로운 도약을 앞두고 있다. 최근에 침향 관련 건강식품과 제품들이 쏟아지고 있지만 앞으로 더 많은 다양한 종류의 제품들이 개발될 것이다. 특히 침향에 관한 연구가 가속화되고 있는 만큼 지금까지 밝혀진 것 이상으로 새로운 효능과 특성들이 밝혀져서 더 높은 차원의 의학적 활용이 가능해지기를 기대해 본다.

지금까지 알려진 침향의 효능은 어쩌면 침향이 가진 수많은 효능 중에서도 극히 일부분인지 모른다. 고고하면서도 독보적으로 우월한 침향의 가치를 훼손하지 않으면서 현대인들의 삶에서 침향이 주는 혜택을 온전히 누릴 수 있다면 그야말로 금상첨화일 것이다.

나는 침향의 영속성을 확신한다. 따라서 앞으로 활짝 열리게 될 침향 시대를 반가운 마음으로 맞으려 한다.

참고자료

- 《漢藥臨床應用》, 安德均 外 著, 成輔社, 1986
- 《中藥大辭典》, 江蘇新醫學院 編, 成輔出版社, 影印, 1980
- 《東醫寶鑑》, 허준 저
- 《原色 臨床本草學》, 辛民教 編著, 永林社(서울), 訂正 4판, 1994
- 《常用中藥鑑定大全》, 長貴君 等 編, 黑龍江科學技術出版社, 제1판, 1993
- 《圖說漢方醫藥大辭典》(中國藥學大典), 陳存仁 著, 講談社(日本), 共4冊, 1982
- 《日 華子本草》, (송)大明 著
- 《本草求眞》, (청)黃宮繡 著
- 《醫林纂要》, (청)劉淵 著
- 《中藥鑑定學》, 1977
- 《中藥臨床手帖》, 1977
- 《世說新語》, 동양학연구소

- 《高麗史》, 동양학연구소
- 《三國史記》, 김부식 저
- 《三國遺事》, 일연 저
- 《성경》
- 《우리 문화의 수수께끼》, 주강현 저, 한겨레신문사
- 《민족대백과사전》, 정신문화연구원
- 《원색 세계대백과사전》, 두산출판사
- 《朝鮮王朝實錄》
- 《中韓辭典》, 진명출판사
- 《한겨레21》 제164호, 한겨레신문사
- 《강릉지역 지명 유래》, 김기설 저, 인애사
- 〈경향신문〉, 1999. 4. 10, 경향신문사
- 〈조선일보〉, 1999. 5. 19, 조선일보사
- 《香りの手帖》, 日本一福武文庫
- 《香道への招待》, 日本一寶保 文館出版
- 《東洋醫學大辭典》, 고문사
- 《월간 정각도량》 제34호, 동국대학교
- 《월간 Herbs For Health》
- 《法華經》
- 《성구인물》, 증산도 본부
- 《中國旅行情報》

• 《三國志演義》, 나관중 저
• 〈향촌 매향비에 대한 소고〉, 문옥상 논문, 《마루문학》 제8호, 삼천포, 1993. 7
• 국가문화유산 포털 '삼천포 매향 암각'
• 《사천지명지》, 사천문화원, 1999. 12. 30
• 《사천인물지》, 사천문화원, 2007. 12. 31
• 〈향촌 매향비에 대한 소고〉, 문옥상 논문, 한국문화원연합회, 1993
• 사진 출처 : 한국학중앙연구원

• https://www.heestorynart.com/parfums-de-chine 중국의 향기-고대 중국 향 문화 '중국 2천년 향 역사와 문화 이야기' 전시 리뷰, 2018. 4. 12
• http://www.slowi.com/2017/01/the-travels-of-marco-polo-route-map.html 마르코 폴로 여행 경로(동방견문록 여정)

사진 및 자료제공

• 한국문화원연합회
• 신안문화원
• 남해문화원
• 영암문화원
• 장흥문화원

- 예산문화원
- 영광문화원
- 해남문화원
- 사천문화원
- https://www.heestorynart.com/parfums-de-chine

중 앙 생 활 사 Joongang Life Publishing Co.
중앙경제평론사 | 중앙에듀북스 Joongang Economy Publishing Co./Joongang Edubooks Publishing Co.

중앙생활사는 건강한 생활, 행복한 삶을 일군다는 신념 아래 설립된 건강 · 실용서 전문 출판사로서 치열한 생존경쟁에 심신이 지친 현대인에게 건강과 생활의 지혜를 주는 책을 발간하고 있습니다.

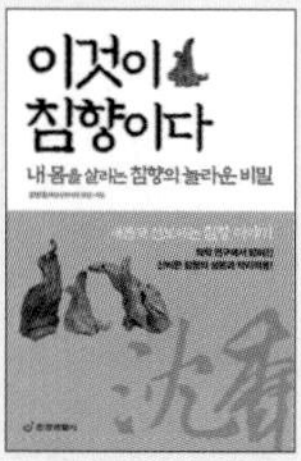

이것이 침향이다 내 몸을 살리는 침향의 놀라운 비밀

초판 1쇄 인쇄 | 2020년 10월 5일
초판 1쇄 발행 | 2020년 10월 10일

지은이 | 김영섭(YoungSub Kim)
펴낸이 | 최점옥(JeomOg Choi)
펴낸곳 | 중앙생활사(Joongang Life Publishing Co.)

대　　표 | 김용주
책임편집 | 한옥수
본문디자인 | 박근영

출력 | 한영문화사　종이 | 에이엔페이퍼　인쇄 · 제본 | 한영문화사

잘못된 책은 구입한 서점에서 교환해드립니다.
가격은 표지 뒷면에 있습니다.

ISBN 978-89-6141-257-5(03510)

등록 | 1999년 1월 16일 제2-2730호
주소 | ㊉ 04590 서울시 중구 다산로20길 5(신당4동 340-128) 중앙빌딩
전화 | (02)2253-4463(代)　팩스 | (02)2253-7988
홈페이지 | www.japub.co.kr　블로그 | http://blog.naver.com/japub
페이스북 | https://www.facebook.com/japub.co.kr　이메일 | japub@naver.com
♣ 중앙생활사는 중앙경제평론사 · 중앙에듀북스와 자매회사입니다.

※ 이 도서의 국립중앙도서관 출판시도서목록(CIP)은 서지정보유통지원시스템 홈페이지(http://seoji.nl.go.kr)와 국가자료공동목록시스템(http://www.nl.go.kr/kolisnet)에서 이용하실 수 있습니다.(CIP제어번호:CIP2020038247)